JN056890

小児保健あん摩のすすめ

中国式小児あん摩健康法

能澤 義和 著

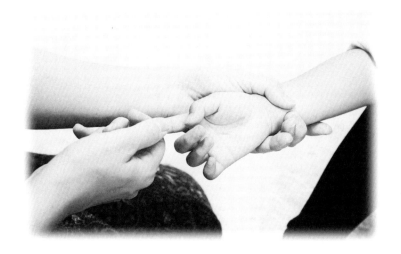

たにぐち書店

はじめに

　近年、日本でも小児を対象にしたマッサージが広く一般に普及されてきました。いわゆる小児マッサージとか、ベビーマッサージといわれているものです。また、これに関連する書籍も多く見うけられるようになってまいりました。日本では、古くから小児鍼については関西地区を中心に行われてきましたので、既に小児鍼は一般の方々にもよく知られていますが、小児マッサージという言葉が使われるようになったのはここ最近ではないでしょうか。

　私が、このような小児に対する手技による治療法を知ったのは、今から30年以上も前のことになります。当時、私が所属していた和歌山県日中友好協会が主催した日中友好医療訪中団に参加し、北京の同仁病院という大きな総合病院に医療視察のため訪問させていただいたときでした。小児外来で、中医師が小児と向かい合って、子どもの手をとってマッサージをしていた様子を見たとき、私にとっては正に目から鱗でした。お話を窺うと、中国では小児保健あん摩（小児推拿）といって、昔から伝統的に病院等、医療機関で日常的に行われていたようでした。

　そこで、日本に戻ってから、いろいろな関連の資料を調べてみました。すると、その歴史は非常に古く、古代中国の時代にまで遡ることがわかりました。

3

ご存じのように元々医学の歴史は、洋の東西を問わず「手当て」から始まりました。

　「痛いところがあればそこに手を当てる」、

　「悪いところがあればそこに手を当てる」。

　これが医学の始まりといわれていますが、それがその後中国では「推拿」（すいな）に発展し、やがて日本にも伝来され、江戸時代には日本独自の「抑按調摩」となって、更に現在の「あん摩」へと発展してきたのです。

　世界最古の医書といわれる中国の漢の時代に著された『黄帝内経』の中にも、

　「患部を圧迫して気を温めれば痛みは和らぐ」

　というような記載があり、当時の推拿による治療がいろいろ紹介されており、推拿が当時の医療の重要な一分野として用いられていたことがわかります。

　その後中国では、この推拿療法は晋、隋、唐、金、元、明と、中国の各時代の歴史と共に臨床の場で活用されるようになっていったのです。特に小児を対象とした「小児推拿」は広く一般民衆の中にも浸透し、それが現代にも脈々と生き続けて病院等の医療機関でも行われるようになり、多くの疾患に活用されて効果を上げているのです。

　推拿は、日本でいえば古来から行われている「あん摩」に相当します。ですから、これから紹介させていただく小児推拿は、子どもの健康の維持増進と保健養生のための「小児保健あん摩」ということでお話を進めさせていただきます。

　本書では、中国の関係書物を参考に、私自身が実践した臨床経験

も含め、小児保健あん摩の原理や方法、その効果について述べていきたいと思います。

　併せて、現代医学の立場から、この小児保健あん摩の対象となる小児の身体的特徴、皮膚の生理と病理、それにあん摩の生理学的意義や効果についても、今日明らかになっていることについて、わかりやすく説明させていただきたいと思います。

　そして、同時に中医学の観点から小児についての健康観や、病理観がどのように考えられているかについても併せて紹介させていただきます。

　本書は、すでにこの道で活躍されている鍼灸やマッサージに従事されている方々はもちろんですが、広く関心をもたれている一般の方、育児をされているお母さんやお父さんにも読んでいただければと思い、できるだけ分かり易く書筆させていただきましたので、多くの方にご活用いただければ幸いです。

2022年5月　能澤 義和

目　次

はじめに ……………………………………………………………… 3

第1章　小児医学の基礎知識　11

第1節　小児の成長と発育 ……………………………… 13

　　1．小児の身体発育と成長 ………………………… 13

　　2．小児の精神機能及び運動機能の発育 ………… 14

第2節　小児の病気と症状 ……………………………… 17

　　1．小児をとりまく社会情勢の変化 ……………… 17

　　2．小児疾患の特徴 ………………………………… 18

第3節　東洋医学における小児の生理と病理 ……… 21

第2章　現代科学から見た　皮膚と小児保健あん摩　25

第1節　皮膚の基礎医学 ………………………………… 27

　　1．皮膚の構造と機能 ……………………………… 27

　　2．皮膚のもつ不思議な働き ………………………………… 29

　　3．触覚の科学 ……………………………………………………… 31

　第2節　マッサージの効果と役割 ………………………………… 34

第3章　小児保健あん摩の歴史と概要　37

　第1節　小児保健あん摩の歴史 ………………………………… 39

　第2節　小児保健あん摩の特徴と原理、
　　　　　並びに適応症 …………………………………………… 41

　　1．小児保健あん摩の特徴 ……………………………………… 41

　　2．小児保健あん摩の治療原理 ………………………………… 42

　　3．小児保健あん摩の適応症と不適応症 ……………………… 46

　　4．小児保健あん摩を行う上での留意点 ……………………… 47

　第3節　小児保健あん摩で用いる
　　　　　経穴とその取穴法 ……………………………………… 49

　　1．経穴の取り方（取穴法） …………………………………… 49

　　2．小児保健あん摩で使われる主な経穴（常用経穴）… 52

　　　（1）頭面部と頸項部の経穴 … 53

　　　（2）胸腹部の経穴 … 58

　　　（3）腰背部の経穴 … 61

　　　（4）上肢部の経穴 … 64

（5）下肢部の経穴 … 73

   3．日常、よく使用される主な常用経穴 ················· 79

第4節　中国式小児推拿の実際 ················· 84

   1．小児推拿で用いる基本手技 ················· 84

   2．推拿の治療原則とその手技 ················· 90

   3．推拿の操作方法 ················· 94

第4章　小児保健あん摩の臨床応用　123

第1節　小児保健あん摩の治療原則と治療回数 ······125

   1．治療原則 ················· 125

   2．小児保健あん摩の回数と補瀉の原則 ················· 128

第2節　主な疾病と、その治療法 ················· 129

   1．疳虫症（小児癇癪） ················· 130

   2．夜泣き ················· 132

   3．五遅（発育の遅れ） ················· 134

   4．遺尿（尿漏らし） ················· 135

   5．小児の保健養生（健康の維持と増進） ················· 137

   6．上気道感染症（感染による風邪） ················· 139

   7．小児の感冒（風邪引き） ················· 142

   8．小児の気管支炎 ················· 144

9．小児気管支喘息 ……………………………………… 147

10．小児の下痢 ………………………………………… 151

11．小児の便秘 ………………………………………… 153

12．小児の偏食 ………………………………………… 155

結びに ………………………………………………………… 159

第**1**章

小児医学の基礎知識

第1節　小児の成長と発育

1．小児の身体発育と成長

　ここでは、小児あん摩の本題に入る前に、まず、一般的によく用いられる小児の心や身体についての基礎知識として、現代医学的観点から小児のもつ生理的特徴や、疾病の成り立ちについて少し触れておきたいと思います。

　初めに、小児の一般的な年齢区分について確認しておきます。通常、新生児は生後28日以内、乳児は生後1年未満、幼児は生後1～6年、学童期は生後6～12年ですが、狭義の小児とは幼児と学童を含めた範囲の年齢をいうのが一般的です。これ以降は思春期、青年期と続きます。

　さて、この間の小児の身体成長のバロメータである身長と体重について着目しますと、身長や体重は生後6ヵ月までが著しく増加し、その後は緩やかな増加に転じ、思春期後再び急激に増加します。もちろん個人差はありますが、乳児期は体重の増加が著しく、出生時平均約3kgだった体重が生後3ヵ月で2倍の6kgになり、1歳でほぼ9kgまで増加します。

　これに対して、幼児期には身長の増加が著しく、出生時平均約

50cmだったものが、1歳で平均75cm、さらに学童期までには平均115cmと、2倍以上に増加します。

また、身体の防禦機能である免疫については、新生児期から乳幼児期にはさまざまな病原体の感染を受けることにより、免疫力が著しく発達します。免疫に最も重要なリンパ球についても、この時期は白血球全体の約60％と多くを占めているのに対し、好中球等の顆粒球は約30％と少ないのです。これは成人とは逆の白血球分画（白血球サブセットという）を示しているのです。

そして、3歳頃までには、身体の安定を司る自律神経やホルモンの機能もほぼ完成していきます。

中枢神経を含む神経系の発達については、乳幼児期が最も著しく、例えば、大脳の重さは出生時平均400ｇであったものが、1歳で2倍以上の平均1,000ｇにまで増加し、その後緩やかに増加して幼児期の間にほぼ成人の重さにまで達します。

これに対して、生殖器の発育は遅く、思春期以降の発育となります。その他の臓器や運動器はほぼ年齢に即した発育をとげていきます。

２．小児の精神機能及び運動機能の発育

乳幼児期から小児の発達については、心と身体の関係が大きいといわれます。心が行動を生みだし、同時に行動が心に影響する関係です。アメリカの精神医学者によると、中枢神経である脳が感情を支配するのではなく、全身にある神経ペプチドがむしろ脳と身体の

交流を司り、行動や感覚が心に強く影響していると述べています。

　また、精神的発達や情緒の安定には、母親とのかかわり等の、小児をとりまく環境の影響が少なくないといわれます。

　小児の感覚機能では、視覚や聴覚といった高度な感覚機能は新生児期は未発達ですが、視覚の場合生後1週間で明暗を感じ、1、2ヵ月で光を凝視し、2、3ヵ月でほぼ完成します。聴覚も生後1ヵ月で音に反応し、約5ヵ月で完成するといわれています。

　これに対し、皮膚感覚は早期に発達し、その中でも触覚や圧覚は特に早いといわれます。温冷覚はそれに次ぎ、痛覚はやや遅れて完成します。

　知能の発達では、即ち言語や理解力の発達は、生後3〜4ヵ月で笑い、7ヵ月で喃語(赤ちゃん言葉)がみられ、1歳から1歳6ヵ月で片言の話ができるようになり、2歳から2歳6ヵ月で動詞が分かり、話し言葉ができるようになります。そして、3歳で自分の名前が言えるようになり、主語と述語の使い分けや会話ができるようにもなります。また、4歳期では、1歳に次ぐ発達の速度がみられ、集団的行動もこの時期には増え、遊び等を通じて他者との交流の機会が増して道徳性や社会性の基礎も育まれていきます。

　一方、運動機能については、新生児期には緊張性頸反射や防禦反射、逃避反射等といった人間にとって基本的な原始反射運動が優位になりますが、大脳皮質や中枢神経系の発達と共にそれらは徐々に抑制され、変わって姿勢に関する立直り反射が出現し、寝返りや体位変換の姿勢維持がみられるようになります。また、中脳が関わる反射や、大脳基底核や小脳がかかわる高度な反射機能もしだいにみられるようになり、歩行や自由な随意運動もできるようになってき

ます。

　身体の支持力や歩行の面では、通常、生後４ヵ月で首がすわり、７ヵ月で座ることができるようになり、９ヵ月ではいはいができ、１歳で立ち上がって、ほぼ１歳２ヵ月で歩けるようになります。ただこれには個人差もみられます。

第2節　小児の病気と症状

1. 小児をとりまく社会情勢の変化

　次に、乳幼児や小児と、それらをとりまく周囲の環境との関わりについてですが、乳児期には母親や身近な家族との関係を通して、愛情を感じて情緒や親との信頼感を深めていくでしょう。そして、幼児期になるにつれ、触れ合う範囲が広がり、子ども同志や周囲とのかかわりを通して、他者の存在や相手を思いやる気持ちがめばえ、集団の中で仲間などへの健全な協調性や道徳性が作られていくのです。

　しかし今日、小児をとりまく環境や社会の状況は大きく変わり、少子高齢化や都市化、核家族化、子どもの孤立等の問題が子どもたちの成長や発育に大きな障害や影響をもたらしていることも見逃せないでしょう。社会環境の変化は小児の心や身体にいろいろな影響を直接、あるいは間接的に与えています。一方、子育てをする側の親事体にも、子育て経験の不足や相談相手がないことからくる不安、自信の喪失、コミュニケーションの不足など、さまざまな問題も抱えています。そうした問題から生じる育児不安や幼児虐待、ネグレクト、いわゆる育児放棄等の実態も今日の大きな社会問題と

なっています。小児の健全な成長と発育を保障する取り組みが急務な課題です。

　小児保健あん摩は、親子のスキンシップを通して、子どもを助け、親を助け、親子関係を良好に保つためには最も良い方法といえます。子どもと親との関係は、その距離が近くても、逆に遠くても問題だといわれます。適度の距離を保つことが最も良好なのです。その辺の距離の保ち方がわからない親御さんが増えてきているようにも思われます。

　最近の子どもの様子を見ると、皮膚のがさつき、喘息、じっとしていられない、すぐ疲れる、躓いてよく転ぶ、骨が折れやすい、暑さ寒さに弱い、体力がない等の肉体的な変化が目立っています。また、心の変化としても、好き嫌いが激しい、攻撃的、泣きやすい、自己中心的、わがまま、身の周りのことができない、あきらめが早い、集中力が弱い、周囲のことを自分に結び付けられない、自分のことは棚に上げて他人を責める等の変化を示す子どもが増えているように思います。それだけ小児やそれをとりまく環境が時代と共に変化し複雑になってきているのだと思います。

２．小児疾患の特徴

　小児がもつ病気や症状の特徴について少し具体的に述べたいと思います。

　小児は、体温調節がうまくいかず熱中症になりやすいということがまず挙げられます。また、発熱しやすく、発熱でよく熱性痙攣を

起こします。そして、口渇を訴えずに予想外に脱水状態におちいることがあります。病気では、麻疹や水痘にかかりやすく、症状は比較的軽くすみますが、体力がないため急激に進行し悪化することもみられます。また、冬季で嘔吐や白色の水様性の下痢があるときはロタウイルスによる食中毒も疑われるので注意が必要です。

更に、小児疾患の特徴として次のようなものも挙げられるでしょう。

①子どもの病気は訴えがないか、わかりにくいのが特徴である。どこが痛いのか痛くないのか、乳幼児ではわからないことが多くある。

②発症や進行が急変しやすく、寸前まで元気だった状態が急に悪化することがしばしばある。

③防御機構が未熟なため、感染症が重症化、全身化することが大人よりも多くある。

④生涯を通しても、免疫を獲得するための感染症にかかりやすいのがこの時期の特徴である。

⑤病気の種類が多いのも特徴で、子ども特有の病気もあるが、それ以外の病気もある。

⑥子どもは言葉で自分の問題を表現することが苦手であり、心の問題は、必ず体で表現する。

以上が小児疾患の主な特徴ですが、その中でも特に下記のような場合、重症疾患が潜んでいる場合があるので注意が必要でしょう。特に今日の場合、新型コロナウイルスの感染のこともありますので、より注意が必要です。

①機嫌が悪い。

②なんとなく元気がない。顔色が悪い。笑わない。

③ぼんやり、うとうとしている。寝てばかりいる。

④泣き声が弱々しい。採血しても泣かない。

⑤時に火をつけたように激しく泣く。

⑥何となく体がだるそうで熱っぽい。

　以上のような子どもの変化には、日頃から注意してあげることが必要です。

第3節 東洋医学における 小児の生理と病理

　東洋医学では、陰陽五行論の観点から身体を陰と陽の二原論でとらえますが、子どもは一般に「陽」の体質としてとらえます。成長発育のための、新陳代謝が亢進され、熱産生も高まり、体温も上昇ぎみになります。そのため、発熱しやすく、のぼせや発汗、動悸や頭痛などの症状が起こり、気が高ぶって落ち着かない等の症状が現れるのです。

　ただ、全てが陽証ばかりではありません。体質が虚弱で、冷え性、神経質などの傾向が強く、心因性のさまざまな症状が出やすい陰性の虚弱体質の子どももいます。

　中国の清・呉鞠通の著書『温病条弁』の中に、

　「小児は陽が幼稚で未だ充たず、陰が幼稚で未だ長ぜざるものなり」

と "稚陰稚陽" の説が記されています。

　陰とは体内の精・血・津液・筋骨・脳髄・血脈・肌膚などの有形物質のことです。また、陽とは体内のさまざまな生理機能活動のことです。稚陰稚陽とは、小児の生理上の特徴が物質の基礎である「陰」の面でも、機能活動である「陽」の面でも未熟であることを述

べています。つまり、小児においては、陽も陰もいずれも未熟で不足しているということです。

そして、"純陽" についても述べています。純陽とは、中国で最も古い小児科の書である皇甫謐『顧顖経』の中に述べられているもので、

「子ども三歳以下は、純陽と呼ぶ」

という文に初めて登場しています。純陽とは混じりけがなく盛んであること。陽は昇発を主るという意味です。すなわち、小児の旺盛な生命活動が、陰である体内の物質の基礎に比べて優勢であることを形容した言葉です。また、陽の意味には二つあり、一つは小児の生命活動があたかも朝日が昇るように、また、草木が萌え出ずるように勢いがあるという意味です。

もう一つは発育が非常に速いので、水穀の精気の必要に迫られるという意味です。よって、小児は熱病にかかりやすいということです。

湯液（漢方薬）では体熱を下げる寒涼薬を用いて陽熱証を治療して陰陽の調和を図りますが、小児推拿もこのような症状に効果があります。

また、別の書物には、小児の成長は腎にあり、その発育機能の元は肝・胆にあると述べられています。小児の成長はときに速く、ときにゆっくりで、その体質はときに虚、ときに実です。熱しやすく冷めやすいということです。

腎の病の症状に "五遅五軟" というのがあります。五遅とは、立てない、歩けない、髪がない、歯が生えない、しゃべれないということで、五軟とは、首がすわらない、物を持ち上げられない、立て

ない、噛めない、筋肉に力が出ないの5種類の発育不良です。これらは他の疾病と合併して起こることが多く、精気の不足や後天の気（栄養）の不足によって起こるものです。

　また、同じように"五硬"というものもあり、これは首のこわばり、口が動かない、手のこわばり、足の引きつり、筋のこわばりの5種類の症状で、身体が冷えて身体が動けなくなるという新生児によく見られる症状です。

　小児が現す典型的な症状に「疳」があります。甘いものの食べ過ぎが脾の機能を損ない食滞を生じ、長期化して疳証になります。

　北京中医薬大学の劉弼臣教授は、重肺論治の学説を唱え、肺とその子である腎の役割が重要であるとし、健肺補腎の治療を重視しています。つまり、弱っている肺と腎の機能を高めて身体を強壮に保つことであります。

　小児推拿が有用な病症としては、腹瀉・感冒（発熱）・咳・便秘・夜尿・夜泣き・嘔吐・厭食・筋性斜頸などが挙げられます。小児は「肺常不足、肝常有余」という生理的な特徴があるため、肺胃に関係する病症が多くみられます。そして小児推拿はその肺胃の不足から起こる病症に対し非常に有効なのであります。

　また、身体の機能を果たす「気、血、津液」の観点からみると、気、血、津液の異常として、気虚、気滞、気うつ、血虚、瘀血、痰濁等の症状があります。小児推拿は、これらの諸症状を緩やかに改善させ、小児を健康な身体に導く働きがあるのです。

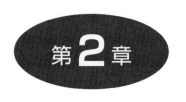

現代科学から見た
皮膚と小児保健あん摩

第1節　皮膚の基礎医学

1．皮膚の構造と機能

　次に、小児保健あん摩の対象となる皮膚について、現代医学の立場から少し分析してみたいと思います。

　皮膚は、これまであまり注目されてきませんでしたが、近年、資生堂グローバルイノベーションセンター工学博士の傳田光洋博士等の研究により、分子生物学的にその働きが解明されるにつれ、人間の生命維持に極めて重要な役割があることが明らかにされてきました。

　ここでは、小児鍼や小児保健あん摩を行う皮膚について、その解剖生理学的基礎と、目覚ましい進化を遂げている皮膚科学の世界を少しだけ覗いてみたいと思います。

　私達鍼灸師や手技療法師の間で、皮膚やその下層にある、筋肉を全体的に包む筋筋膜（マイオファッシャー）が注目されてきました。特に、皮膚の表皮は発生学的には神経や脳と同じ外胚葉に属し、神経系と同じような働きがあることもわかってきましたので、その関心はより強いものがあります。

　皮膚は全身をくまなく覆い、身体内部を保護しています。さらに、

温覚・痛覚・触覚・圧覚などの感覚器を通して、外界についての情報を受けとめたり、発汗や血流の調節により、体温の調節や、水分や塩分の調節を行う大事な器官です。

　皮膚の面積は約1.6㎡で、畳１枚分ぐらいでしょうか。その厚みは、身体の部位によって違いますが、1.5〜４㎜ぐらいで、全重量は３㎏もあります。身体最大の器官ともいえるでしょう。

　構造は、表面から表皮、真皮、皮下組織の大きく３層に分かれます。

　表皮は皮膚の表面を覆う丈夫な上皮で、角化した重層扁平上皮でできています。角化とは表皮の最深層にあるケラチノサイトという細胞から分化してできたケラチンというタンパク質が蓄積して細胞が死に至り硬くなる現象です。ケラチノサイトは細胞分裂（分化）しながら形を変えて表層に向かい、最後は核を失って、脂質を放出して角化します。そして、最終的には垢（あか）となって表面から脱落するのです。ケラチノサイトは、表面に近づくにつれ扁平となり、アポトーシス（細胞死）する前に核が消え、内部の脂質を外に放出します。死んだ細胞は脂質と共に水を透さない角質層を形成します。そして、角質層はやがて垢として脱落していくのです。健康な皮膚では、表皮の基底層で細胞ができてから角質層に成るまで約２週間、そして垢として落ちるまで約２週間、合計４週間かかります。

　表皮の深部には他に色素細胞のメラノサイト、免疫細胞であるランゲルハンス細胞、触覚に関与するメルケル細胞等があります。

　角質層は皮膚の最上層にあって、体内の水分の蒸発を防ぎ体液の流出を防ぐ働きがあります。アトピー等の肌の荒れはこの角質層が

乾燥し、水分の蒸発を防ぐバリア機能が消失し、どんどん水分が蒸発してしまう状態です。

　真皮は、コラーゲンという太い膠原線維からできている丈夫な層で、表皮の裏打ちをなし、皮膚本体の基盤としての強靱さをつくりだしています。表皮との境界には真皮側から乳頭が突き出し、ここに毛細血管や感覚神経の終末が入り込んでいます。血管網は真皮の浅層と深層の2面に広がっています。

　最下層の皮下組織は、疎性結合組織からなっていて、皮膚本体と深層にある骨格や筋との間をゆるくつないで、丈夫な皮膚が身体の動きを妨げないようにしています。また皮下組織には多量の脂肪細胞が集まって皮下脂肪層をつくっており、体質内の喪失を防ぐとともに、外力に対するクッションの役割を果たしています。

2．皮膚のもつ不思議な働き

　ケラチノサイトは、表皮の最深層の基底層で分裂し、それが形を変えながら（分化しながら）表面に向かいます。そしてアポトーシスにより角質層になりますが、その前に表皮の最表層でケラチノサイトの中に滑らか層という物質がセラミド、遊離脂肪酸、コレステロールを含み粒粒の状態ができます。そして、やがて死に至りますが、その際滑らか層の中の脂質が細胞外に押し出され、死んだ細胞間を埋めます。その状態は正に皮膚の煉瓦とモルタルです。

　このようにして角質層が離脱したあと、再び脂質の合成が始まりダメージを受けたバリア機能が修復されていくのです。

しかし、バリア機能の修復がうまくいかないとそこに炎症が発生し、皮膚は障害されます。

　傳田博士らの研究により、このバリア機能の修復には表皮の中に存在するカルシウムイオンやマグネシウムイオンが深く関与することも分かってきました。

　つまり、皮膚のバリア機能回復には、表皮の最表層に局在するカルシウムイオンの存在が重要であり、これらにより発生する電気的変化もバリア機能回復に深く関係することがわかってきたのです。

　また、従来から皮膚感覚については、触圧覚、温冷覚、痛覚等に関わる受容器として、メルケル、マイスナー、ルフィニ、パチニ小体等の受容器が知られていますが、それらの感覚点は皮膚表面におけるミリ単位での分布です。しかし、実際の皮膚感覚はもっと細かいことが分かってきました。感覚受容器と感覚受容体は異なります。

　最近の研究で、皮膚におけるこれら触圧覚や温冷覚の感覚機能は皮膚表面のケラチノサイトが重要な役割を果たし、ここにあるTRPV3という物質が関係すること。これがイオンチャネルとなってミクロ単位の刺激を受容し、プロスタグランジンを放出して末梢神経を刺激することで、感覚が発生することも明らかになってきました。

　つまり、ケラチノサイトが、刺激の種類によって時空間的にそれらの刺激を検出することで、末梢神経との総合作用によって皮膚の情報処理がなされることが分かったのです。傳田博士等の研究によれば、皮膚にはこれらの皮膚感覚だけではなく、さらに視覚や聴覚、味覚などの特殊感覚の機能まで備わっているとのことです。

　つまり、皮膚には触圧覚に関与する機械的刺激や温冷覚に関与する温熱刺激のみならず、音の空気圧変化、視覚の光電磁波、味覚の化学物質等、あらゆる物理化学的刺激に対してそれを受容する機能があるということなのです。

　さらに驚くべきことに、皮膚は湿度などの環境の情報もキャッチし、それに順応したり、また、記憶する能力もあるということです。正に皮膚は神経や脳と同じような働きを持っているということが言えるのではないでしょうか。

３．触覚の科学

　さて、最近のさまざまな研究により、皮膚感覚が心や体に及ぼす影響がいろいろと明らかにされてきました。特に、触覚が精神と深く関係することが分かってきました。

　皮膚の中でも唇や指先は極めて敏感で、実験上でも滑らかで柔らかい感触の物と硬くざらざらした物、或いは温かい物と冷たい物とでは、人の心に対する影響が違うことも多くの研究者によって明らかにされています。

　ところで、痛みを伴うような侵害刺激が人の皮膚に加わったとき、人はどのような反応をするでしょうか。まず通常の反応として考えられるのは、刺激に対して立ち向かっていくようなストレス反応としての闘争反応や、刺激から回避しようとする逃走反応でしょう。これらはいずれも交感神経優位な反応であり、心拍数の増加、血圧上昇、発汗等の反応を示します。これには脳下垂体ホルモンの

バゾプレッシンが関与するといわれています。

　これに対して、もう一つの反応パターンとして、刺激を受け入れて純化するように身体の抵抗機能を低下させて、心の安定や刺激に馴染もうとする反応があります。これは前者とは逆に副交感神経が優位な反応です。これには同じく脳下垂体ホルモンのオキシトシンが強く関係するといわれています。

　オキシトシンについては、これまでも脳下垂体ホルモンとして子宮収縮や乳汁分泌の働きを持つホルモンとしてはよく知られていますが、それだけではなく、皮膚自体にも独自に分泌機能があり、身体全体に作用し、身体機能にさまざまな影響を与える神経伝達物質としての機能があることが最近分かってきました。そして、このオキシトシン分泌には人と人との触れ合いが強い関係を持っていることも明らかにされてきました。

　女性が子どもを出産するとき、オキシトシンの分泌が盛んになるのはよく知られていることですが、出産後子どもが最初に示す行動は、母親の乳房をまさぐって乳を吸おうとする行動と言われています。その際に母親の体内にはオキシトシンの分泌が盛んになることも実証されました。このように母親と生まれた子との触れ合いは極めて大事な要素で、親子の信頼関係、最初の心と心のつながりがここで築かれるわけです。そして、それは、子どもの脳にしっかりと刻まれて、生涯にわたって本能として残されるのです。

　更に言えば、ここでの体験が、その後の個人の人間としての優しさや社会性の確立に大きな影響を与えることにつながっていくのです。このように、乳児期の親子の接触は、その子の将来の人格形成にも大きくかかわる大事な要素といえるでしょう。

32

　従って、お母さんが直接子どもに行う乳幼児期のマッサージはそうした意味からも、親子関係を構築していく上で重要な役割を果たすといえるでしょう。

第2節　マッサージの効果と役割

　それでは次に、マッサージがなぜ子どもの成長と発達に有効なのかをもう少し具体的に示していきましょう。

　岡崎統合バイオサイエンスセンター教授の富永真琴博士や資生堂主幹研究員の傳田光洋博士らの研究によって、前述のように、表皮にあるケラチノサイトが皮膚の感覚に重要な働きをするということが分かりました。そして、これにはTRPV1、VR1等のイオンチャネル受容タンパクが深く関係していることも明らかになりました。ただケラチノサイトと末梢神経との間の伝達のメカニズムについては完全に解明されてはいません。しかし、そこに皮膚感覚受容器のポリモーダル受容器から放出されるサブスタンスＰにより活性化されたサイトカインのプラスタグランジンやブラジキニン等の神経伝達物質が関与していることは分かっています。

　また、皮膚への機械的刺激とオキシトシンの関係についても前述しましたが、マッサージの刺激がどのように感覚として影響するかについて実験的に試みたデータがありますので、ここで少し紹介したいと思います。

　あるイギリスの研究者によると、マッサージとそれがもたらす快感との関係で、最も快感を得たマッサージは、毎秒５cmぐらいの

速度で行われる比較的ゆっくりしたストロークのマッサージだということです。このことから、刺激を伝達する末梢神経として、ポリモーダル受容器関連のC触覚線維が深く関係していることが推測されます。

このC線維の反応は、脳において、呼吸や血圧等、生きるために必要な能幹や、感情にかかわる扁桃体、自律神経やホルモンの調節に関わる視床下部などの広い範囲に投射し、身体のホメオスタシス（恒常性維持）やアロスタシス（ストレスを回避する働き）に関与しています。

しかし、マッサージがこれらC線維にどのように伝達していくかの細かいメカニズムはまだ明らかではありませんが、富永博士や傳田博士は、一連の実験結果から次のように説明しています。

表皮表層で、光や圧力といった刺激を受容したケラチノサイトが、情報伝達物質としての機能を持つATPを放出し、これが表皮深部にある神経細胞受容体に何らかの影響を与え興奮を起こす。これが中枢に伝えられるのではないかと。しかも、表皮表層のケラチノサイトはギャップジャンクションを有し、その刺激が周辺にもよく伝わりやすいことも分かっていますので、こうしたことがマッサージの刺激効果にもつながっているのではないかと説明しています。

また、鍼灸の鎮痛機序に門調節機構（ゲートコントロール学説）というのがあります。これは、既にご存じの通り、求心性神経である痛覚や触覚等の感覚神経が脊髄の後根から入って上位の中枢に伝わる際の鎮痛機序ですが、簡単に説明すると、１次痛や２次痛であるAδやC線維からの刺激（針を刺したときのような鋭い痛み）が、

マッサージのような触圧覚等のより太いAβ線維からの刺激を受けたSG細胞の働きによって抑制されるという理論です。その後、この理論はさらに上位中枢の脳幹から脊髄に向かって発する「橋青斑核—後角路」のノルアドレナリン系、及び「橋・延髄大縫線核—後角路」によるセロトニン系の下行抑制の理論が提唱されて以降、これも加わった新しいゲートコントロール理論に改良されました。まさに「手当て」の効果ですが、いずれにしろ、あん摩やマッサージの触圧覚刺激が痛みを抑える鎮痛効果に影響することを示しています。これらのことも小児あん摩が子どもの心身に作用し、子どもの心身の安定とリラクゼーションに強く寄与していることを裏付けていると思います。

　また、桜美林大学教授で身体心理学者の山口創先生の研究でも、人と人との触れあい、すなわち皮膚へのタッチ（接触）刺激が人の心と身体に対して、ストレス回避に驚くほどの効果があることを自らの実験研究で証明されています。

第3章

小児保健あん摩の歴史と概要

第1節　小児保健あん摩の歴史

　それでは、小児あん摩（推拿）の歴史を少し振り返ってみましょう。

　小児推拿の源流は、古代中国にあります。

　「痛いところがあればそこに手を当てる」

という医学の興りの根本である「手当て」から始まり、しだいにあん摩療法に発展していきました。中国最古の医書である『黄帝内経』にもその記述があります。

　そして、隋の時代にはあん摩が流行、正式にあん摩医師の制度ができたといわれています。このころから推拿療法の医学教育が始められるようになりました。

　明の時代には、あん摩に関する理論的構築も進み、明代の中医師・周於蕃によると、あん摩について、

　「按ずれば気を止め（留）、摩すれば気を除去する」

と述べています。また、摩法は、速く摩すれば瀉法、遅く摩すれば補法になるとも述べています。

　そして、この頃から"推拿"という呼称が生まれ、一指（主に拇指）は「推」を表し、三指（拇指と示指と中指）は「拿」を表すようになりました。

　清の時代に入ると、多くの小児あん摩に関する専門書が出版され

るようになりました。この時代には、用途に応じた整骨推拿、点穴推拿や、一指禅推拿療法等が生まれました。また清代に呉謙らによって刊行された『医宗金鑑』には、

「操作するには心をもって施すことにより、気もまた送り込める」と述べられています。操作の手法は、人の病気や種類、体質により異なりました。これらは清の時代の理論ではありますが、今もなお通用する理論でもあります。

さらに、1949年、今日の新中国が建国された後も、推拿の技術はより進み、1960年代には、単に東洋医学のみならず、西洋医学としての研究も行われるようになりました。そして、その後も医学としての研究や臨床応用が広められ、今日に至っているのです。

現在、中国では小児推拿は小児医療あん摩、あるいは小児保健あん摩と呼ばれ、国の内外で広く活用されるようになり、北京や上海、あるいは山東省等の各地の中医薬大学の病院でも幅広く臨床で実践されています。特に、小児の下痢を伴うような消化器系疾患に対しては高い効果があるとして、広く知られるようになりました。

一方、日本では、白井寿庵が和訳した『小児推拿法和解』（1700年）等の和訳本が刊行され、予防を目的とした日本式小児あん摩法が広く民衆の間に広まっていきました。実に小児鍼法の普及よりも半世紀も前の時代でした。

近年、欧米ではベビーマッサージということで、小児を対象とした軽微なマッサージ療法が普及し始め、これが今日、日本にも導入されるようになってきましたが、中国では既に古代中国時代から、また、日本でも小児鍼に遡ること半世紀も前の江戸時代から小児あん摩が広く民衆の間で行われていたわけです。

第2節　小児保健あん摩の特徴と原理、並びに適応症

1．小児保健あん摩の特徴

　さて、小児保健あん摩（小児推拿）の治療は、東洋医学の考え方に基づいた外治療であり、内治療の漢方薬のような副作用はありません。その上、どんな時期でも、また、どんな場所でも治療ができるという、非常に簡便な治療法であることがその大きな特徴といえます。

　また、施術を行う場所も、基本的には手足を中心とした経穴（正経十二経絡穴）や、奇穴と呼ばれるそれ以外の経穴はもちろん、小児あん摩独自の特異な経穴も使います。いわゆる経穴といいますと、一般には点状のものを刺しますが、小児あん摩で使うものは、点と点を結んだ線状の経穴や、広く面状の経穴も使うのが特徴です。

　元来、推拿の"推"は拇指の一指を、また"拿"は拇指、示指、中指の三指のことを表しています。これらを組み合わせて軽擦や揉捏して治療を組み立てるのが小児保健あん摩です。それらの具体的な手法と使用経穴は後の項で紹介させていただきます。

２．小児保健あん摩の治療原理

　さて、小児保健あん摩がどのようにして乳幼児の身体に作用し、症状の緩和や疾病の治療に効果を発揮するかという、いわゆる治効メカニズムについては、現在のところそれほど多くの研究や文献はありません。また、これらに関する研究レビューや医学的なエビデンスも小児鍼に比べるとそれほどありません。理由としては、歴史的には古くから行われていたにもかかわらず、日本では医学、あるいは医療としての概念に、あん摩という治療が、鍼治療に比べてなじみにくかったことが大きな要因であったように思います。

　次に、この小児推拿、あるいは、小児保健あん摩の原理を探るとき、これから述べますが、中国及び日本古来の伝統医術としての東洋医学的な考え方と、現代西洋医学的な立場からの考え方の、大きく二つに分けて延べたいと思います。

（１）東洋医学的考えに基づく治療原理

　まず、その根底には古代中国からいわれているように

「子どもは大人を小さくしたものではない」

という基本的な発想が現代にも当てはまることを確認しておかなければなりません。つまり、子どもを単に大人を小さくしたものとしてとらえるのではなく、成長・発達過程にある個々の小児特有の病体に見合った病体としてとらえなければならないということです。

　漢方薬を用いる漢方医学も、物理療法であるあん摩や推拿療法も基本は同じであり、証に合わせた治療、すなわち証法一致の治療（随証治療）を行うのですが、漢方医学の随証治療は方証相対（方剤

と証の関係を重視する）のに対し、中医推拿のそれは弁証論治（弁証論という診断のための理論による治療）を重視します。

　日本鍼灸に於いても、臓腑経絡学説に基づく経絡内気血の過不足を経絡変動としてとらえ、それを正常な状態に調整することに治療の主眼をおきます。この原則は鍼灸の治療にとどまらず、小児保健あん摩の治療原理にも当てはまる基本的原理であります。

　経絡は、身体内部の内臓諸器官と身体各部（手足）と連絡し、人体を一つにまとめています。そこに生命エネルギーの源である気血が運行し身体を栄養し、機能しています。あん摩は体表の特定部位やツボ（経穴）に一定の手法を行い、気の推動機能を亢進させ、経絡を疎通し、気血を整え、陰陽の平衡、臓腑の調和を図ります。正気を補い邪気を除去し、生体機能を回復させるのが小児保健あん摩の作用です。

　特に、前述の「第1章　小児医学の基礎」の「第3節　小児の生理と病理」（21頁）の項でも述べましたが、肺と腎の機能が低下している状態が小児の疾患の特徴であることから、両者の働きを高める健肺補腎の治療により、皮毛の機能を高め外邪の侵入を抑え、呼吸の改善と、免疫力を向上させることが、小児の病に有効であるとし、こうした経絡を意識した治療が良いのです。

　また、小児は常に脾気不足、肝気有余の傾向があることから、後天の元気の源である肺や、水穀の精気を生む脾胃の機能に関係する病症が多くなり易いので、これらの経絡に於ける気血の流れを良くしてあげ、気血の不足を補うのが良いと考えられます。

（2）現代西洋医学的考えに基づく治療原理

　目下、小児あん摩に関するシステマティックレビューやエビデンスについての研究はほとんどないというのが実状ですが、小児鍼については、古くは日本大学歯科部薬理学教授の寺田文次郎博士や藤井秀治博士等による循環に及ぼす研究の成果があり、小児鍼による一過性の交感神経緊張による血管収縮、発汗促進等の反応と、それに続く２次的な副交感神経優位による心身の安定性の効果が報告されています。小児保健あん摩もこれらに準じた効果があることが考えられますが、小児あん摩の場合、刺激に於いて小児鍼のように金属等媒体を用いずに、しかも直接肌と肌との接触による極めて軽微でソフトな刺激なので、神経系への直接的な影響は小児鍼よりは少ないものと思われます。むしろ、皮膚の触圧刺激を介した中枢神経系へのダイレクトな影響と、それによる様々な心身反応による効果の方がより強いものと思われます。

　前にも述べましたが、乳幼児期の生理・病理的特徴として、乳幼児は発育途上の個体であり、極めて不安定であって、心身のアンバランスが著しいことを踏まえなければなりません。特に、中枢神経系と栄養のアンバランスが著しいことが特徴と言えます。中枢神経系に関しては、発達がまだ未分化であるため、外部からの刺激に対して、成人にみられるような高度で統合した反応ができずに、直接的な感情行動が現れてしまう傾向があり、癇癪や夜泣等、泣いたり叫んだり、騒いだりと、落ちつかない状態を起こす原因となります。

　小児保健あん摩は、こうした心身のアンバランスな状態に対して、適度な緩衝刺激を与えることにより、それらを安定した状態に導く働きがあるのです。

　また、前述のように、幸せホルモンとして近年注目されているオキシトシンの分泌が、この小児あん摩の効果に非常に大きな影響を与えることが証明されています。ボディータッチ効果によるオキシトシン等のホルモンの作用が小児のストレスを回避し、自律神経系の不安定性からくる心身のアンバランスを整える効果が期待できるのです。

　小児の感覚機能はまだ未発達ではありますが、触覚だけは非常に鋭敏なのが特徴です。皮膚に軽く接触し、効果的な触覚刺激を与える小児保健あん摩が小児に最も適した治療法であることを物語っています。

　さらには、ハンスセリエのストレス学説や、ウォールとメルザックのゲートコントロール学説等も、小児推拿の効果を裏付ける根拠となるのではないかと思われます。

　さて、ここまで小児保健あん摩の作用や効果について述べてきましたが、要約しますと、小児保健あん摩は、小児の生体に適度な物理的刺激を与えることによる、神経反射と体液循環調節を起こす全体調節作用と、局所に於ける反射作用を合わせた総合的な生体調整起点の効果が期待できる小児療法であるといえます。

　小児保健あん摩により、皮膚の呼吸、栄養を改善し、汗腺や皮脂腺の分泌を正常化し、毛細血管を拡張させて血流を促進させることができます。

　さらには、白血球の数、特にリンパ球の数を増やし、局所の温度上昇をきたし、炎症の消退を図り、皮膚の状態を正常化します。神経系の作用として、神経の機能を高め、大脳の機能活性を諮ります。筋肉に対しても、疲労を回復させ、筋萎縮の防止と筋張力を高めま

す。

　以上のように、小児保健あん摩は、小児の生体組織の機能を増進
させて、物質代謝の亢進を図り、免疫力を高め、心身を適度に快適
な状態に保つことができるのです。

3．小児保健あん摩の適応症と不適応症

　小児保健あん摩は、概ね乳幼児期から学童期までの時期が適応期
といわれます。有効な症状としては、疳虫、夜泣、奇声、食欲不振、
夜尿等のいわゆる小児神経症が挙げられます。また、病気の治療と
しては、アレルギー性鼻炎、気管支喘息、扁桃炎、喉頭炎等の呼吸
器系疾患や、口内炎、便秘や下痢といった消化器系疾患の他、自閉
症や発達遅滞等の精神的な疾患にも有効です。

　小児は「脾常不足、肝常有余」という生理的な特徴があるため、
脾胃に関係する病症が多く、脾胃の気の不足から起こる消化器系の
病症に対し特に有用です。

　また、不適応疾患としては、慢性的な病気により極めて体力が不
足し、小児保健あん摩に耐えられないような状態にあるときは、め
まいやショックに陥る場合もあるので、こういうときには避けてく
ださい。その他、悪性腫瘍、開放性外傷、潰瘍性皮膚炎、熱傷のあ
るとき、重い肺・心臓疾患、急性の感染性疾患、炎症による発熱時
等は、できるだけ避けたほうがよいでしょう。

４．小児保健あん摩を行う上での留意点

　小児保健あん摩を実施するに当たって、事前に母親に対しては充分に治療の方法や安全性について説明をし、理解を得ておくことが必要です。

　小児の肌は極めて敏感ですので、ごく弱い刺激でも、一定の生体反応を現すことから、治療時間や力の入れ方等には充分留意して行わなければなりません。治療時間は、１回につき10分ぐらいとし、治療の頻度は、１ヵ月に１クール、３〜４日間の治療を連続して行うようにするといいでしょう。

　小児鍼の場合には、昔から月の初めの３日間、連続して行うのが慣例となっています。小児保健あん摩についても、基本的にはそれに準ずる形でいいのですが、小児保健あん摩の場合は、それほど堅苦しく考える必要はなく、いつでもできるときに、小児の状況やタイミングを計って行えばいいと思います。治療の時間帯ですが、私個人としては、１日が始まる10時前後が最も効果的かなと考えています。この時間帯は１日の活動に備え、主に昼間活動する際に働く自律神経の交感神経が動き始めるので、生体反応を起こしやすいのです。ですからこの時間帯が最も効果的だと思います。

　また、刺激量については、小児あん摩は小児鍼より弱いので、あまり厳格に意識する必要はないと思いますが、極力刺激過剰にならないよう、ソフトタッチで当たるように留意しましょう。また、治療に当たっては、施術する手指はよく消毒し、清潔を保持し、温かい手で行うようにしてください。場合によっては、術者の爪を使って行う場合もあるので、爪は常に丸く清潔に整えておいてくださ

い。

　また、皮膚が乾燥していたり、アトピーのように過敏な皮膚の場合には、ベビー用のマッサージオイルやシッカロールを用いるのも良いでしょう。マッサージオイルを用いる場合は専用のベビーオイルか、刺激の穏やかな植物性のオイルを用いるようにしてください。

　小児はよく人見知りもしますので、施術師などお母さん以外の人から初めて治療されるときには留意が必要ですし、恐怖感を与えないようにし、白衣の着用は避け、優しく微笑んで話しかけるなど、小児の気持ちをほぐすような雰囲気作りが必要です。もし、小児があまり怖がるようであれば、お母さんに抱いてもらった状態で治療するのも良いでしょう。また、小児の好きな音楽や映像を流しながら行うのも良いと思います。

第3節　小児保健あん摩で用いられる 経穴とその取穴法

1．経穴の取り方（取穴法）

　概ね経穴の取り方（取穴法）には、次に挙げる2種類の方法があります。

　乳幼児や小児の場合、身体各部の形や長さのバランスが成人とはだいぶ異なりますので、その経穴の取り方は難しい点もあります。しかし、概ね下記に示す成人の場合を参考に取穴していただければ問題はないと思います。

（1）自然標識取穴法

　これは、骨度法ともいわれますが、人の身体の眼や耳、鼻、口等、目印となる身体部位を基準に表す取穴の方法です。

　例えば、その患者の前腕の長さを1尺2寸と定めたり、上腕の長さを1尺と定めたり、あるいは、膝から踵までの長さを1尺6寸と定めたりする方法です。身体の各部の長さが決められていて、実際に経穴の位置を取るときには、これを基準にして等分に割り付けて定める方法です。

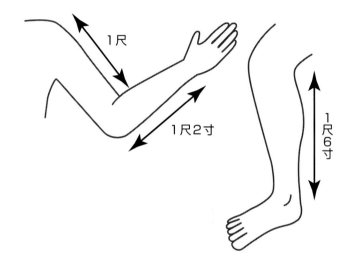

図1　骨度法の例

（2）同身寸法

　これは、患者の手や指等の目標となる身体部位を基準にその人の穴を取る方法です。概ね次のような基準があります。

　ア、親指の幅を1寸とする。

　イ、中指を曲げて、中節骨の長さを1寸とする。

　ウ、手指を伸ばし、並べた4本の合わせた幅を3寸とする。

　現在用いられている経穴の取り方には上記の2つの方法がありますが、一般的には同身寸法の方がわかりやすいかもしれません。しかし、乳幼児や小児の場合はどちらかといえば前者の骨度法の方が取りやすいでしょう。

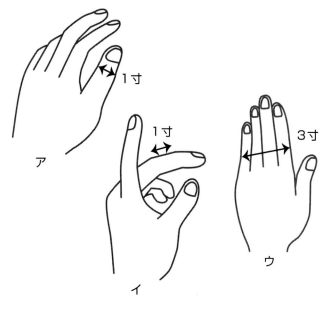

図２　同身寸法の例

　経穴は、このように「寸」や「尺」をめやすとして取りますが、１
寸は成人の場合、親指の末節部の横幅（約２cm）としてとらえたら
いいと思います。しかし、乳幼児や小児の場合、当然これよりはだ
いぶ小さい寸法になります。それに、手足と比較して頭部がかなり
大きいのも特徴ですので、それらを考慮すると、やはり同身寸法よ
りは骨度法による取穴法の方が正確に取穴できるでしょう。

　例えば、前腕の前面で手首から２寸上に内関という経穴がありま
す。この穴を取穴するには、前腕の長さが１尺２寸、すなわち12寸
ですので、手首から１／６の点に取ればいいのです。子どもといっ
ても手の長さはまちまちですので、骨度法で決められている長さを

基準に換算して尺度を決めるという方法です。この場合、施術者の指を尺取虫のように重ねていき、基準となる長さから換算します。もし手首から肘までが6回数える幅とするならば、手首から1回の幅の点が内関となります。

２．小児保健あん摩で使われる主な経穴（常用経穴）

　現在、中国で使われている小児推拿の経穴（経穴）を紹介したいと思います。

　ここには、勿論日本でも使われている国際標準の経穴もありますが、そうではない、ほとんど使われていない経穴もあります。従って、皆さんが実際に施術を行う場合には、普段から使い慣れている経穴を選んで使用してくだされればいいと思います。

　全ての経穴を使用する必要はありませんし、実際にはそのときの子どもの状態や、病の程度を考慮して決める必要があります。

　また、前にも述べましたが、通常経穴といえば点状のものを指します。しかし、中国では線状の経穴や面状の経穴もときどき使用しますので、手技によって使い分ける必要があります。ここでは、小児保健あん摩で比較的使われている常用穴の部位と主治、及びその手法を紹介します（手法については84頁〜「第4節 中国式小児推拿の実際」を併せてご覧ください）。

　ただ成長期にある乳幼児や小児の場合、経穴といっても前述のように個人差が著しく、明確には定めにくく、以下の経穴部位は一つの基準としてとらえていただければけっこうです。

（１）頭面部と頸項部の経穴

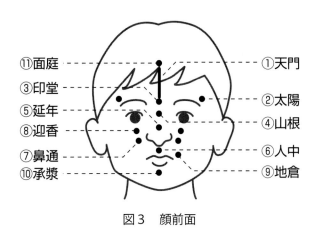

⑪面庭 - - - - - - ①天門
③印堂 - - - - - - ②太陽
⑤延年 - - - - - - ④山根
⑧迎香 - - - - - -
⑦鼻通 - - - - - - ⑥人中
⑩承漿 - - - - - - ⑨地倉

図３　顔前面

①天門（てんもん）

　部位は両眉毛間の中央と前髪際を結ぶ線上にある線状穴。

　主治は感冒や発熱、頭痛、内傷性の諸症状に適用。

　手法は、眉間から前髪際まで交代性に拇指で推法を行う。

②太陽（たいよう）

　部位は両側の眉毛外方の陥中。

　主治は感冒、発熱、頭痛、眼の痛み、内傷性症状。

　手法は両方の中指で揉捏する。（揉太陽）

③印堂（いんどう）

　部位は両眉毛の間の中央。

　主治は高熱による意識障害、小児引きつけ、感冒、頭痛。

　手法は拇指で揉捏する。（揉印堂）

④山根（さんこん）

　部位は両目の間の窪み。

　主治は感冒、小児引きつけ。

　手法は拇指の爪で揉捏する。（爪揉捏）

⑤延年（えんねん）

　部位は山根の下方で鼻尖の上方陥中。

　主治は鼻乾、感冒、鼻閉。

　手法は拇指の爪で揉捏する。

⑥人中（じんちゅう）（水溝）

　部位は人中溝の上１／３の部。

　主治は意識喪失、小児引きつけ。

　手法は拇指の爪で揉捏する。

⑦鼻通（びつう）

　部位は鼻唇溝の上端（左右）。

　主治は鼻閉。

　手法は示指と中指で揉捏する。

⑧迎香（げいこう）

　部位は鼻唇溝上端の鼻口の外端５分。

　主治はすべての鼻疾患。

　手法は示指と中指で揉捏する。

⑨地倉（ちそう）

　部位は口角の外方４分。

　主治はよだれ、顔面けいれん。

　手法は示指と中指で揉捏する。

⑩承漿（しょうしょう）

部位は下唇中央。

主治はよだれ、唇腫、面腫。

手法は中指で揉捏する。

⑪面庭（めんてい）（神庭）

部位は前髪際正中入ること5分。

主治は眼疾患。

手法は拇指の爪で圧迫する。

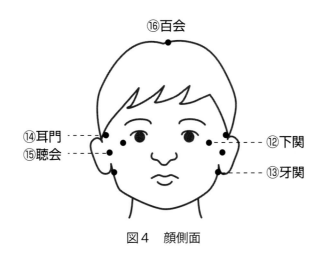

⑯百会

⑭耳門 - - - -

⑮聴会 - - - -

- - - - ⑫下関

- - - - ⑬牙関

図4　顔側面

⑫下関（げかん）

部位は頬骨弓下縁、下顎枝突起の前陥中。

主治は耳瘻、耳鳴、歯痛、牙関緊急。

手法は示指または中指で揉捏する。

⑬牙関（がかん）

　部位は耳垂の下方1寸陥中。

　主治は牙関緊急、歯痛。

　手法は拇指で按ずる。中指で揉捏する。

⑭耳門（じもん）

　部位は耳珠の前下部陥中。

　主治は耳瘻、耳鳴、歯痛。

　手法は示指や中指で揉捏する。

⑮聴会（ちょうえ）

　部位は耳孔の前、下顎突起後部の陥中。

　主治は耳瘻、耳鳴、歯の腫れ。

　手法は拇指の爪で按法と揉法する。

⑯百会（ひゃくえ）

　部位は両耳尖端を結ぶ真ん中。

　主治は頭痛、遺尿。

　手法は拇指で按じたり、揉捏したりする。

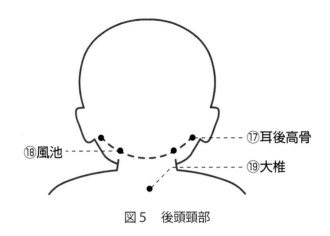

図5　後頭頸部

⑰耳後高骨（じこうこつ）

　部位は乳様突起の下方陥凹部。

　主治は頭痛、感冒。

　手法は両拇指または中指で揉捏する。

⑱風池（ふうち）

　部位は上項線中央下方陥中。

　主治は感冒、頭痛、発熱、頸項痛。

　手法は拇指と示指で揉捏、あるいは拿法する。

⑲大椎（だいつい）

　部位は第7頸椎棘突起の下の陥凹部。

　主治は感冒、発熱、頸項強、咳嗽、てんかん。

　手法は右中指で揉捏する。拇指と示指で中央に向かって拿法する。

（2）胸腹部の経穴

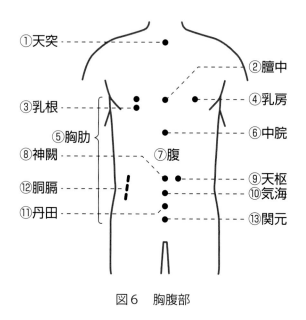

図6　胸腹部

①天突（てんとつ）

　部位は胸骨柄の上の中央陥中。

　主治は痰、咳、呼吸困難、悪心、嘔吐。

　手法は拇指で按捏、揉捏する。

②膻中（だんちゅう）

　部位は胸骨正中上で左右乳頭の真ん中。

　主治は喘鳴、喘息。

　手法は中指で揉捏、両拇指で分推法する。

③乳根（にゅうこん）

　部位は第5肋間で乳頭線上。

主治は胸痛、咳、喘息。

手法は示指または中指で揉捏する。

④乳房（にゅうぼう）

部位は乳頭外方2分。

主治は嘔吐、咳嗽。

手法は両手の示指または中指で揉捏、あるいは拿法をする。

⑤胸肋（きょうろく）

部位は腋窩から下の腸骨稜までの線状穴。

主治は胸肋部の痛み、息苦しさ、喘息、肝脾の肥大。

手法は両手掌で患者の腋窩から腸骨棘まで挟むように錐もみ揉捏を行う。

⑥中脘（ちゅうかん）

部位は臍と剣状突起の中間。

主治は腹張、嘔吐、食欲不振。

手法は拇指または示指、中指で揉捏、手掌または四指で摩法、中脘と喉の間を推法で往復する。

⑦腹（ふく）

部位は腹部全体を面状にとる面状穴。

主治は腹張、腹痛、消化不良、嘔吐、傷食。

手法は中脘と臍の部から左右に分推法、手掌または四指で摩法する。

⑧神闕（しんけつ）

部位は臍の中央。

主治は腹張、腹痛、腹鳴、嘔吐、下痢、便秘。

手法は中指あるいは手根で揉捏する。

⑨天枢（てんすう）

　部位は臍の外方２寸。

　主治は下痢、便秘、腹張、腹痛、食停滞。

　手法は示指または中指で揉捏する。

⑩気海（きかい）

　部位は臍の下方１寸５分。

　主治は腹痛、便秘、胃腸ヘルニア。

　手法は拇指、中指、手根で揉捏する。

⑪丹田（たんでん）

　部位は臍の下方２寸５分。

　主治は腹痛、下痢、脱肛、尿自利。

　手法は右手中指で揉捏、手掌で摩法する。

⑫胴膈（どうかく）

　部位は臍の下方２寸の部の外方２寸。（大巨と同じ）

　主治は腹痛、下痢、便秘、腹張。

　手法は両手の拇指、示指、中指で拿法する。

⑬関元（かんげん）

　部位は臍の下方３寸。

　主治は腹痛、下痢、小便不利。

　手法は中指あるいは手掌で揉捏する。

（3）腰背部の経穴

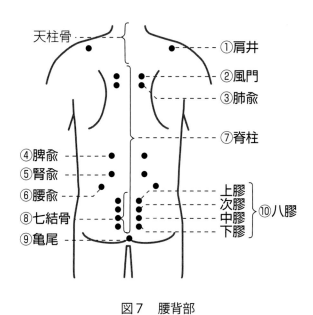

図7　腰背部

①肩井（けんせい）

　部位は肩峰と第7頸椎を結ぶ線上の中央で、僧帽筋の前縁。

　主治は高熱、感冒、小児引きつけ、手を挙上できない。

　手法は拇指と示指で把握し拿法する。指の先端で按法する。

②風門（ふうもん）

　部位は第2胸椎棘突起下の外方1寸5分。

　主治は感冒、咳嗽、痰咳。

　手法は両手の示指と中指で揉捏する。

③肺兪（はいゆ）

部位は第3胸椎棘突起下の外方1寸5分。

主治は喘息、咳嗽、喘鳴、胸痛、発熱。

手法は拇指或いは示指、中指で揉捏。両拇指で肩甲骨内縁に沿って下まで推法する。

④脾兪（ひゆ）

部位は第11胸椎棘突起の下の外方1寸5分。

主治は嘔吐、下痢、食欲不振、運化不良。

手法は両拇指または示指、中指で揉捏する。

⑤腎兪（じんゆ）

部位は第2腰椎棘突起の下の外方1寸5分。

主治は慢性の下痢、下腹痛、下肢無力、久喘。

手法は両拇指で揉捏する。

⑥腰兪（ようゆ）

部位は第3腰椎の外方3寸。

主治は腰痛、下肢無力。

手法は拇指で按法または揉法する。

⑦脊柱（せきちゅう）

部位は大椎から長強までの線状穴。

主治は発熱、夜泣、疳積、食の停滞。

手法は示指、中指で上から推法。拇指、示指、中指3指で下から上に向かい左右交互に波状の把握牽引3回、1回強くつまみ上げる。

⑧七結骨（ななけつこつ）

部位は第4腰椎から尾骨までの線状の穴。

主治は泄瀉、便秘、脱肛。

　手法は拇指橈側（外側）または示指、中指の手掌面で下から上に向かう推法する。

⑨亀尾（きび）

　部位は尾骨尖端。

　主治は泄瀉、便秘、脱肛、遺尿。

　手法は拇指あるいは中指で揉捏する。

⑩八髎（はちりょう）

　部位は上髎から下髎まで左右8穴。

　主治は泌尿生殖器疾患。

　手法は両拇指で按法、圧迫法する、下髎から上髎に向かって手掌で擦法する。

（4）上肢部の経穴

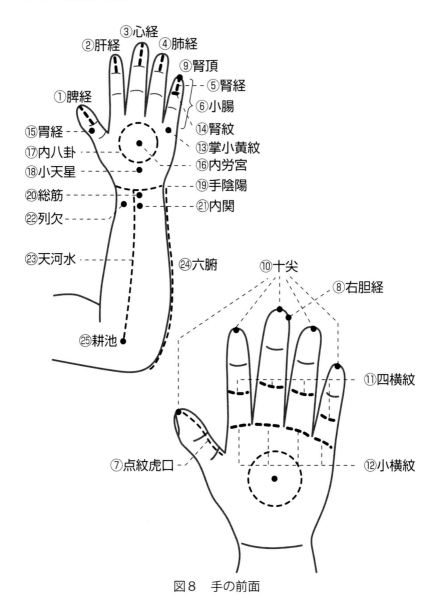

②肝経
③心経
④肺経
⑨腎頂
①脾経
⑤腎経
⑥小腸
⑮胃経
⑭腎紋
⑰内八卦
⑬掌小黄紋
⑱小天星
⑯内労宮
⑳総筋
⑲手陰陽
㉒列欠
㉑内関
㉓天河水
㉔六腑
㉕耕池
⑩十尖
⑧右胆経
⑪四横紋
⑦点紋虎口
⑫小横紋

図8　手の前面

①脾経（ひけい）

　部位は拇指の末節の手掌面または橈側（外側）の末端から付け根まで。

　主治は脾虚証、食思不振、腹瀉、便秘。

　手法は拇指の先端から拇指球に向かい摩法、円形に摩法する、拇指を曲げ指根部から末端に向かって摩法する（補脾経）。また推法する（清脾経）。拇指球と拇指末端を往復して上記の2法を組み合わせて行う。1分間に200〜280回行う。

②肝経（かんけい）

　部位は示指末節の手掌面。

　主治は頸硬、眼の赤み、夜泣、五心煩熱、口苦味、喉の渇き。

　手法は右拇指で示指の末節関節から末端まで推法する（清肝経）。逆を円形に行う（補肝経）する。

③心経（しんけい）

　部位は中指末節の手掌面。

　主治は口や舌のアフタ、夜泣、癇癪。

　手法は中指末節関節から指先までの推法（清心経）、反対に行う（補心経）する。

④肺経（はいけい）

　部位は薬指の末節の手掌面。

　主治は感冒、発熱、咳嗽、喘息、虚寒。

　手法は肝経や心経と同様の手技。

⑤腎経（じんけい）

　部位は小指末節の手掌面。

　主治は先天の元気の不足、早朝の下痢、遺尿。

手法は小指の根元から端までの推法（清腎経）、逆に末端から指根までの推法（補腎経）。

⑥小腸（しょうちょう）

部位は小指尺側縁。

主治は小便赤く出にくい、水瀉、遺尿、頻尿、尿貧。

手法は指尖から指根までの推法（清小腸）、反対向きの推法（補小腸）する。

⑦点紋虎口（てんもんここう）

部位は拇趾の尺側の先端から付け根（虎口）まで。

主治は汗がでない、口が開けない、喉の痛み。

手法は拇指で末端から虎口まで推法する。

⑧右胆経（うたんけい）

部位は中指尺側爪根部を去ること1分。

主治は鼻血、嘔吐、斜視。

手法は拇指で刺激する。

⑨腎頂（じんちょう）

部位は小指末端の部。

主治は自汗、盗汗。

手法は拇指で揉捏する。

⑩十尖（じゅうせん）

部位は各指の末端。

主治は急熱、不安、無気力。

手法は拇指の爪で圧迫する。

⑪四横紋（しおうもん）

部位は示指から小指を並べて中節末節間関節の横紋1列線状穴。

主治は腹張、食思不振、下肢無力。

手法は拇指の爪で刺激する。

⑫小横紋（しょうおうもん）

部位は示指から小指までの中手指節関節横紋を並べた１列線状穴。

主治は口唇乾燥、発熱、腹張。

手法は拇指の橈側（外側）で推法する。

⑬掌小横紋（しょうしょうおうもん）

部位は小指の指根部の横紋の尺側の部。

主治は口や舌にできものが出る、痰、喘息。

手法は示指あるいは中指で揉捏する。

⑭腎紋（じんもん）

部位は小指の第２指節関節の横紋。

主治は眼赤く炎症あるとき、口の潰瘍。

手法は示指または中指で揉捏する。

⑮胃経（いけい）

部位は拇指の基節の前面。

主治は腹部膨満、腹が空く。

手法は拇指または示指で末梢に向かい推法（清胃経）、または円形に摩法（補胃経）する。

⑯内労宮（ないろうきゅう）

部位は労宮の部。

主治は発熱、舌や口内の膿瘍、陰虚内熱。

手法は右の中指で揉捏する、または拇指爪で小指の指根部から内労宮まで刺激する。

⑰内八卦 (ないはっか)

　部位は労宮の周囲で、上は南、下は北、左は東、右は西を表す。

　主治は胸部膨満、嘔吐、咳嗽、痰喘、心煩、内熱、食欲不振。

　手法は運法で拇指腹で内八掛を円状に推法する。順運は時計回り、逆運はその逆。

⑱小天星 (しょうてんせい)

　部位は手根部拇指球と小指球の間の陥凹部。

　主治は熱による震え、不安、夜泣、斜視、眼が赤く腫れ痛む。

　手法は中指先端で揉捏する。

⑲手陰陽 (しゅいんよう)

　部位は手関節前面横紋で、拇指側を陽、小指側を陰とする。

　主治は寒熱往来、下痢、嘔吐、食物鬱滞。

　手法は小天星から拇指と小指の両側に向かって推法する（分推法）、あるいは逆に向かって行う（合推法）する。

⑳総筋 (そうきん)

　部位は手関節前面横紋の中央。

　主治は舌に現れる平たい膿瘍、潮熱、歯痛、下痢、嘔吐。

　手法は拇指或いは中指で揉捏する。

㉑内関 (ないかん)

　部位は総筋（大陵）の上2寸。

　主治は胃痛、嘔吐、熱病、上肢部の麻痺や痛み。

　手法は拇指揉捏法する。

㉒列欠 (れっけつ)

　部位は太淵の上方1寸5分。

　主治は頭痛、後頸部のこわばり、咳嗽、喘息、歯痛。

　　手法は拇指で揉捏する。

㉓天河水（てんかすい）

　　部位は前腕前面静注で手関節横紋から肘関節横紋までの線状穴。

　　主治はすべての熱性疾患、不安、瘈風＊。

　　手法は示指と中指の前面で手関節から肘関節まで推法する。

㉔六腑（ろっぷ）

　　部位は前弯尺側で肘関節から手部までの線状穴。

　　主治はすべての実熱性疾患。

　　手法は肘関節から手根までの推法。

㉕耕池（こうち）

　　部位は肘関節横紋の内側端。

　　主治は気血不合、関節の麻痺と痛み。

　　手法は片手の拇指で穴を圧迫しながら他方の手で手を握り運動させる。

　＊瘈風：体が硬直するような風邪。

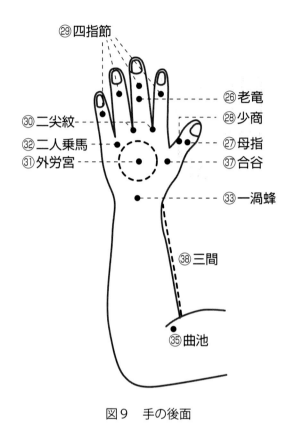

㉙四指節

㉚二尖紋

㉜二人乗馬

㉛外労宮

㉖老竜

㉘少商

㉗母指

㊲合谷

㉝一渦蜂

㊳三間

㉟曲池

図9　手の後面

㉖老竜（ろうりゅう）

　部位は中指後面の中央部。

　主治は急性瘈風、突然の意識障害。

　手法は拇指の爪で刺激する。

㉗母指（ぼし）

　部位は拇指の爪去ること１分。

　主治は悪心、嘔吐。

手法は拇指の爪で刺激して揉捏する。

㉘少商（しょうしょう）

部位は拇指橈側（外側）の爪甲去ること１分。

主治は喉が腫れて痛む、発熱、咳嗽、意識不明。

手法は拇指の爪で刺激する。

㉙四指節（ししせつ）

部位は手背の各指の第１関節部。

主治は癪風、不安、咳嗽、痰。

手法は拇指の爪を立てて刺激する。

㉚二尖紋（にせんもん）

部位は中指の指根部下の両側陥凹部。

主治は癪風、発熱、無汗。

手法は拇指または中指の爪で刺激する。

㉛外労宮（がいろうきゅう）

部位は手背部の中指と薬指の間の中央部。

主治は感冒、腸鳴、下痢、脱肛、遺尿、ヘルニア。

手法は拇指あるいは中指で刺激する。

㉜二人乗馬（ふたりじょうば）

部位は手背の薬指と小指の中手骨頭の上、液門の１寸上。

主治は虚熱、尿が止まらない、歯痛、歯ぎしり。

手法は拇指揉捏（二馬）。

㉝一渦蜂（いっかほう）

部位は手関節後面横紋の中央。

主治は腹痛、腸鳴、関節麻痺と痛み、傷風邪、感冒。

手法は拇指または中指の爪で刺激する。

㉞大腸（だいちょう）

　部位は示指の橈側（外側）面。

　主治は腹瀉、感染性下痢、便秘、腹痛、脱肛、肛門の炎症。

　手法は指根から末端までの推法（清大腸）、逆に末端から指根までの推法（補大腸）する。

㉟曲池（きょくち）

　部位は肘窩横紋の外端。

　主治は咽頭痛、歯痛、眼の充血、熱病、上肢の腫れと痛み。

　手法は拇指と四指で拿法、または揉捏する。

㊱左端星（さたんせい）

　部位は中指橈側（外側）爪根部去ること1分。

　主治はコレラ、細菌性下痢、水瀉、眼の右斜視。

　手法は拇指の爪で揉捏する。

㊲合谷（ごうこく）

　部位は第2中手骨橈側（外側）の中点。

　主治は頭面部すべての疾患、熱病、無汗多汗。

　手法は拇指の爪で刺激する。

㊳三間（さんかん）

　部位は前腕橈側（外側）手関節横紋から肘関節横紋までの線状穴。

　主治はすべての虚寒性疾患、肢体不随。

　手法は示指と中指の前面で橈側（外側）の手関節横紋から肘関節横紋の外端まで推法する。

（5）下肢部の経穴

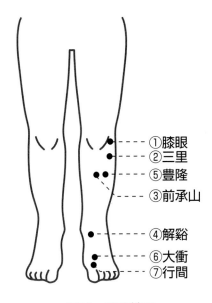

図10　足の前面

①膝眼（しつがん）

　　部位は膝蓋靭帯の両側陥凹部。

　　主治は下肢の無力と麻痺、膝痛、下肢痛、瘀風。

　　手法は拇指と示指で挟むように同時に按法する。

②三里（さんり）

　　部位は犢鼻（膝蓋骨下端の窪み）の下方3寸。

　　主治は腹張、腹痛、嘔吐、下痢、下肢無力。

　　手法は拇指で按法と揉捏する。

③前承山（ぜんしょうざん）

　　部位は脛骨外方で承山の真裏。（胃経の条口穴）

主治は瘈風、下肢の緊張。

手法は拇指揉捏する。

④解谿（かいけい）

部位は足関節前面の中央陥凹部。

主治は瘈風、嘔吐、下痢、足関節痛。

手法は拇指の爪で揉捏する。

⑤豊隆（ほうりゅう）

部位は脛骨外側で条口の外1寸。

主治は喘息、痰。

手法は拇指または中指で揉捏する。

⑥太衝（たいしょう）

部位は足背第1・第2中足骨底の間。

主治は眼の炎症、小児瘈風、下肢無力、口斜め。

手法は拇指の爪で刺激する。

⑦行間（こうかん）

部位は足背第1中足指節関節の近位橈側（外側）陥凹部。

主治は瘈風、頭痛、てんかん、顔の痙攣。

手法は拇指の爪で刺激して揉捏する或いは拇指と示指で拿法する。

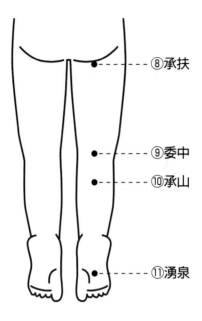

図11　足の後面

⑧承扶（しょうふ）

　部位は大腿後側で殿溝から膝窩に向かうこと6寸（大腿後面の中央の上1寸）。

　主治は殿部の痛み、坐骨神経痛。

　手法は拇指爪で刺激する。

⑨委中（いちゅう）

　部位は膝窩中央。

　主治は瘈風、下肢無力、腰痛、膝痛。

　手法は右拇指と示指で拿法する。

⑩承山（しょうざん）

部位は下腿後側正中線上の真ん中。

主治は便秘、無力。

手法は拇指、示指、中指で反対方向に拿法する。あるいは、拇指と示指で直線状に推法する。

⑪湧泉（ゆうせん）

部位は足底、足指屈曲時、足底の最陥凹部。

主治は発熱、嘔吐、下痢、五心煩熱。

手法は両方の拇指で指の方向に推法する。

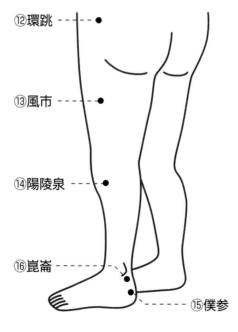

図12　足の外側面

⑫環跳（かんちょう）

部位は大転子の後方で股関節横紋の外端。

主治は下肢の麻痺、腰痛。

手法は拇指で揉捏する。

⑬風市（ふうし）

部位は大腿側面で直立位で両腕を真っ直ぐ体側に付けたとき中指先端が当たる部。

主治は小児麻痺、皮膚掻痒、消化不良。

手法は両拇指を当て揉捏する。

⑭陽陵泉（ようりょうせん）

部位は髀骨小頭の前下部。

主治は側胸部の痛み、口が苦い、嘔吐、黄疸、下肢麻痺、小児癲風。

手法は拇指あるいは中指の按法。

⑮僕参（ぼくしん）

部位は崑崙の下方、踵骨外側、赤白肉際。

主治は腰痛、踵の痛み、意識不明。

手法は拇指または中指で拿法する。

⑯崑崙（こんろん）

部位は外果尖とアキレス腱の間の陥凹部。

主治は腰痛、踵の痛み、足内反足。

手法は拇指と示指で反対方向に拿法する或いは拇指の爪で刺激する。

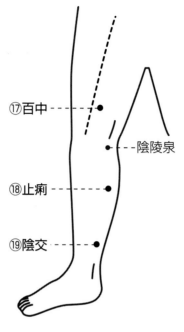

図13　足の内側面

⑰百中（ひゃくちゅう）

　部位は膝蓋骨内端の上方２寸５分。

　主治は下肢の麻痺。

　手法は拇指で按法する。

⑱止痢（しり）

　部位は陰陵泉と三陰交の中間。

　主治は下痢。

　手法は按法、揉捏、拿法いずれも可。

⑲陰交（いんこう）

部位は内果上方3寸。(三陰交と同じ)

主治は遺尿、頻尿、小便不利、慢性・急性瘈風、下肢痛み、婦人科疾患。

手法は拇指または中指で按法または揉捏する。

3．日常、よく使用される主な常用経穴

上記で挙げた経穴は現在中国で実際に用いられている推拿療法の常用経穴ですが、前述のように中国では医療として内科や外科を始め、あらゆる分野に於いて多種多様の疾病に対し、この推拿が活用されています。

しかし、日本では残念ながらそこまでの領域には達しておりません。そこで、次にその範囲を絞り、上記の常用経穴のうちで、特に私たちが小児に対して臨床で応用できる常用経穴を取り上げて、その位置と操作方法をここで簡単に紹介します。

(1) 脾経 (ひけい) 　(図8-①参照)

位置は、親指の末節の手掌面及び橈骨側の指先から付け根までです。

手法は、直推法 (85頁) を200回ほど行います。目的によって次の3種類を使い分けて行ってください。

①補脾土：指先から付け根に向かって親指の橈骨側で推します。効能は、健康和胃、補気血、即ち消化器の機能が弱った脾虚証に対し用います。

②清脾土：付け根から指先に向かって推します。効能は、清熱利湿・化痰止嘔、湿熱性の下痢や口が粘っているときなどの脾実証に対して用います。

③平脾土（清補脾土）：指先から付け根まで往復しながら推します（平補平瀉）。

　小児はもともと脾胃が弱いため、実証の下痢でも清脾土のみだと刺激が強すぎて身体が受け付けないという観点から生まれた手法でもあります。

　効能は、やや虚弱な子どもが感染性の下痢を起こした場合などに有効です。

（2）大腸（だいちょう）　（図9-㉞参照）

　位置は、人差し指の側面、橈骨側の指先から付け根までです。

　手法は、直推法（85頁）を200回ほど行います。目的によって次の3種類を使い分けます。

①補大腸：指先から付け根に向かって親指の橈骨側で推します。効能は、渋腸固脱・温中止瀉、脱肛、虚寒性の下痢などです。

②清大腸：付け根から指先に向かって推します。効能は、清熱利湿・導滞。大腸のなかに湿熱・実熱・未消化の食べものなどがあって起こる下痢、納呆（消化不良や食欲不振）、便秘などに用います。

③清補大腸：指先から付け根まで往復しながら推します。

（3）内八卦（ないはっか）　（図8-⑰参照）

　位置は、労宮の周囲で、上は南、下は北、左は東、右は西を表します。

　効能は、寛胸理気、止咳化痰、消食導滞。即ち胸のつかえをすっきりさせ、気の流れをよくします。また、咳を止め、消化機能を改善します。

（４）肺経（はいけい）（図８−④参照）

　位置は、薬指の腹（第１関節の部分のみ）。

　手法は、直推法（85頁）を200回ほど行います。目的によって次の３種類があります。

①補肺経：親指の腹で指先から第１関節まで推します。効能は補肺益気、止咳定喘。虚寒性の咳などに用います。

②清肺経：親指の腹で第１関節から指先まで推します。効能は宣肺清熱。実・表・熱証の感冒（発熱、咳など）に用います。

③清補肺経：指先から第１関節までを往復しながら推します。効能は、それほど使いませんが虚実錯雑に用いるとよいでしょう。

（５）三間（さんかん）（図９−㊳参照）

　位置は、前腕の側面、橈骨側の手首から肘までの直線上です。

　手法は、直推法（85頁）。人差し指・中指（薬指を添えてもいい）の腹で手首から肘まで推します。200回ほどです。効能は、温陽散寒。すべての虚寒証に用います。慢性の虚寒性の下痢には特に効果があります。

（６）六腑（ろっぷ）（図８−㉔参照）

　位置は、前腕の側面、尺骨側の手首から肘までの直線上です。

　手法は、直推法（85頁）。人差し指・中指（薬指を添えてもよいで

しょう）の腹で、肘から手首に向かって推します。200回ほど行います。

　効能は、清熱涼血解毒。血分の熱をとります。清熱の効果は次にあげる天河水よりも強いです。すべての実熱証に有効です。

（7）天河水（てんかすい）　（図8－㉓参照）

　位置は、前腕の前面の正中線で手首から肘までの直線上です。

　手法は、直推法（85頁・清天河水）。人差し指・中指（薬指を添えてもよい）の腹で手首から肘まで推します。200回ほど行います。効能は、清熱解表、鴻火除煩。気分の熱をとります。作用が温和であり、陰を傷つけません。一切の熱病に有効です。

（8）七結骨（しちけつこつ）　（図7－⑧参照）

　位置は、第4腰椎から亀尾までの直線上です。

　手法は、直推法（85頁）。親指以外の4本の指の腹を使って推します。200回ほど行います。これには目的により次の2種類があります。

①推上七結骨：亀尾から第4腰椎へ向かって上方向に推します。効能は温陽止瀉（昇陽作用があります）。虚寒性の下痢・脱肛など。

②推下七結骨：第4腰椎から亀尾に向かって推します。効能は瀉熱通便。便秘や実熱・湿熱・食積の下痢などです。

（9）亀尾（きび）　（図7－⑨参照）

　位置は、尾骨の下端です。長強穴にあたります。

　手法は、揉法（86頁）。中指の腹を使って尾骨を上に持ち上げる

ように揉みます。

効能は、下痢や便秘の治療に有効です。

(10) 脊柱（せきちゅう）（図7−⑦参照）

位置は、大椎から亀尾までの直線上の線上穴です。

手法は、直推法（85頁）で人差し指と中指の腹を使い、大椎から亀尾に向かって推します。100回ぐらい行います。

効能は、補の作用。陰陽や肺臓の調和、理気血・培元気・強健身体などです。小児保健の重要な経穴の一つでもあります。先天および後天不足から起こる慢性疾患に対する効果も高いです。

(11) 腹（ふく）（図6−⑦参照）

位置は、腹部全体（上腹部・中腹部・下腹部）です。

手法は、次の2種類があります。

①摩法（摩腹）：腹部全体を手掌すべてを使って時計回りにさする。50 〜 100回行います。効能は補の作用。健脾和胃です。

②分推法（分推腹陰陽）：肋骨の下縁から臍まで両手の親指の腹で正中線より八の字を描くように推します。50 〜 100回行ってください。効能は理気消食。腹瀉・嘔吐・悪心・便秘腹脹・厭食などの治療に有効です。

第4節　中国式小児推拿の実際

1．小児推拿で用いる基本手技

　この節では、現在中国で実際に行われている小児推拿の基本手技について紹介いたします。しかし、前述のように私たちが日本で小児保健あん摩として行う場合には、これらすべてを行われるわけではありません。例えば爪を使う操作等は、小児の柔らかい皮膚に傷を付けたりすることがあり、非常に行いにくく注意が必要です。ですから、これらのうち、推法や拿法、あるいは摩法等といった操作しやすい手法を、常用経穴と共に組み合わせて行うのが良いでしょう。以下に、それら基本的な手技を取り上げて紹介いたします。

　一般に、小児推拿の手法には単式法と複式法がありますが、複式法は両手を組み合わせて自然界にある生き物の姿や動きを表現するような手法で、少し難しいテクニックになりますので、ここでは一般的によく使われる単式法の中の代表的な手法のみを取り上げて紹介いたします。

（1）推法
　小児推拿の手法では最もよく使われている手法で、この中には、

直推法、旋推法、分推法があります。

ア．直推法は、術者の拇指、または拇指と示指、または手掌面で経
穴の上を推法、即ち軽く押しながら撫でる方法です。求心性に行え
ば補法となり、遠心性に行えば瀉法となります。

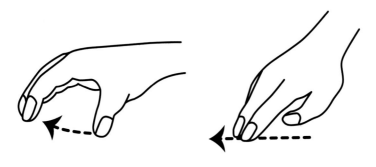

図14－ア　直推法

イ．旋推法は、術者の拇指掌面で経穴の周りを円を描くように円状
に推法する方法です。これは補法になります。

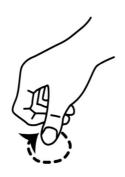

図14－イ　旋推法

ウ．分推法は、両手の拇指または中指、または手掌面で、経穴を中心にして、両手がお互いに遠ざかるように行う推法です。瀉法になります。また、この逆に遠い方から経穴に向かって行うのを合推法といいます。これは補法になります。

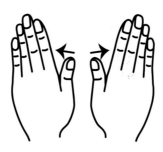

図14－ウ　分推法

（2）揉法

　これもよく使われる手法です。使う部位によって、指揉法、掌揉法、手根揉法等があります。経穴の周りを円状に少し深く回しながら筋肉を動かす要領で揉捏法を行います。術者の使う部位によって、指による指揉法、手掌による掌揉法、母指球による手根揉法に分けられます。

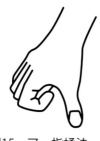

図15－ア　指揉法

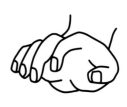

図15－イ　手根揉法

（3）按法

　術者の拇指、または中指、あるいは、手根部で経穴の部を押（推）したり、また、緩めたりして按圧する方法です。

（4）摩法

　これもよく使われる方法です。種類には、使う部位により指摩法、掌摩法、旋摩法の３種類があります。

ア．指摩法は、示指、中指、薬指の３指の手掌面で経穴の上を丸く摩擦する方法です。

イ．掌摩法は、手掌面で経穴の上を丸くなでるように摩擦する方法です。

ウ．旋摩法は、術者の手掌の指先で、小児の右の下腹部から右の上腹部、そして、左上腹部から左下腹部まで、お臍を中心に時計回りに左右の手で交代性に丸く運摩する方法です。

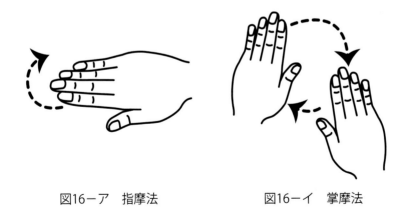

図16－ア　指摩法　　　　　　図16－イ　掌摩法

（5）運法

拇指もしくは中指・薬指の腹を使って、円を描くように指を動かしていく方法です。この手法は軽く、ゆっくりと行います。指は皮膚表面を動かすだけで筋肉組織まで刺激してはなりません。一種の推法になりますが、補法です。

（6）拿法（なほう）

これは、術者の拇指と示指、中指の３指でつまみ上げるように上に持ち上げる方法です。

最初は軽く行い、徐々に強くつまんでいきます。手全体でつまんだり、両手を組んでつまむ方法もあります。これは気の流れをよくする作用があります。

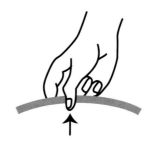

図17　拿法

（7）捏法

小児推拿で常用の経穴として、捏脊、即ち脊柱上にある経穴を指すものですが、ここを拇指・中指・薬指で皮膚をつまんでいく方法です。仙骨下部の亀尾穴から、頸椎最下部の大椎穴までの直線上を、背骨に沿って上に上がっていきます。この際、「捏三提一」といっ

て、3回つまみ、1回皮膚を上に持ち上げます。この手法は補法になります。

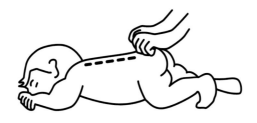

図18　捏法

（8）擦法

　術者の手掌、あるいは拇指球で皮膚の表面を直線的に往復させながら摩擦する方法です。やさしく前後に動かす圧から、勢いよくゴシゴシこする圧まであります。その他、手のひらで反対方向に摩擦したり、上腕上部で摩擦する方法などもあります。

（9）拍法

　術者の4指を軽く曲げ、軽やかに患部を拍打する方法です。

（10）揺法

　術者の両手で小児の関節を挟むように握り、ゆするように動かす方法です。

（11）捻法

　術者の拇指と示指で施術部を少し上に持ち上げて揉捏する方法です。

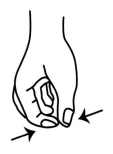

図19　捻法

　なお、以上の他にも、振法、断筋法、叩打法等、いろいろな手法がありますが、日本ではあまり使われませんので、ここでは省略させていただきます。

２．推拿の治療原則とその手技

　次に、現在中国で実際に行われている手技の操作手法について、それぞれの治療原則ごとに列挙して紹介いたします。
〔注〕　以下に挙げる手法は、日本のあん摩術ではあまり耳慣れない名前ですが、穴性といって経穴の治療意義を重視する中国では、どの経穴にどういう手技を行うかが重要なのです。よって、各手法の名称は、最初の文字に当たるものが前述の基本手技や補瀉の目的を表し、それに主治となる経穴が組み合わさって一つの手法の名称になっています。使用する常用経穴は前の第３節を参考にしてください。
　また、補肺経のように補は末端から中枢側に向かう操作を表し、

逆に清肺経は中枢側から末端に向かって操作することを表しています。前者は補法、後者は瀉法を意味し、その往復は平補平瀉、すなわち補法と瀉法の両方の意味を表します。

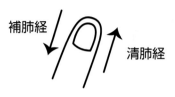

補肺経

清肺経

図20　補肺経と清肺経

（1）解表類

これは即ち、発汗によって肌の表面にある邪気を取り除く治療であり、推攅竹、推眉弓、運太陽、爪圧風池、締大椎、揉迎香、拿肩井、推三間、推天河水、揉二尖紋等の手法がこれに当たります。

（2）清熱類

これは熱性の病を治療する方法であり、清肝経、清心経、清腎経、清大腸経、清胃経、推天河水、推六腑、揉魚際、揉内労宮、清斑紋、爪圧四横紋、推掌横紋、揉少衝横紋、邪脊中、揉湧泉、爪圧十尖等多くの手法がこれに当たります。

（3）補益類

これは、気を補い身体を強壮状態にするもので、補脾経、補心経、補肺経、補腎経、補大腸経、補小腸経、揉二馬、揉丹田、揉腎兪、推三間、摩細、締脊中、揉中脘、揉足三里、揉肺兪、揉脾兪等の多

くの手法がこれに当たります。

（4）温陽散寒類

これは寒を除き、陽を温めて補うことを目的とした治療で、揉二尖紋、揉内労宮、摩胴臍、推三間、揉丹田、揉二馬等がこれに当たります。

（5）開胸理気、駆痰止咳類

これは胸を爽やかにして気の運行をよくし、痰を除いて咳を止める治療であり、推揉膻中、揉乳根、揉乳房、清肺経、点天突、挟天突、揉承漿横紋等がこれに当たります。

（6）鎮安神類

これは精神を鎮め、心を安定させるための治療で、推攅竹、推眉弓、爪圧三間、爪圧印堂、揉百会、揉魚際、清肝経、清心経等がこれに当たります。

（7）止痙攣類

これは手足の痙攣を鎮める治療として、按牙関、拿百会、按拿委中、拿前承山、拿後承山、拿曲池、拿合谷等がこれに当たります。

（8）消食化滞類

これは消化されず停滞する食滞を除くための治療として用いるもので、清補脾経、清板門、分陰陽、揉中脘、揉足三里、揉脾兪等がこれに当たります。

（9）止瀉類

これは下痢を止めるための治療として用いるもので、推大腸、板門推向横紋、推後承山、爪圧、揉亀尾、摩動臍、揉天枢、掌圧天枢、揉圧足三里、揉湧泉等がこれに当たります。

（10）止嘔吐類

これは嘔吐を止める目的で行う治療で用いるもので、分陰陽、推天柱、逆運内八駆、横紋推向板門、清胃経等がこれに当たります。

（11）止腹痛類

これは腹痛を鎮める治療として用いるもので、拿後承山、安揉腎兪等がこれに当たります。

（12）利小便類

これは小便の出をよくする治療として用いるもので、推安丹田、推期門、清小腸、揉魚際、清腎経、揉拍陽池、爪圧承漿等がこれに当たります。

（13）通大便類

これは大便の出をよくする治療として用いるもので、推大腸、揉拍陽池、推安後承山、推駆七泄骨、揉亀尾、運八駆等がこれに当たります。

（14）固表止汗類

これは腠理肌膚（皮膚）を強くし汗を止めるための治療として、

運太陽がこれに当たります。

（15）醒神開竅類

　これは意識を目覚めさせ竅を開ける、また、五感覚を目覚めさせるために用いるもので、安眉弓、推攅竹、爪圧人中、爪圧十尖、爪圧二尖紋等がこれに当たります。

３．推拿の操作方法

　今までも述べてきましたが、推拿は古来中国で生まれ、現在まで発展継承されてきた医術です。同じく中医治療として用いられてきた鍼灸や湯液と共にこれまで多くの疾病の治療に使われてきました。その手技も多種多様であり、患者さんの病状や状態に応じてさまざまな手技を組み合わせて行います。また、地域によってもその操作方法には若干の違いがみられます。

　ここでは、現在中国で行われている代表的な推拿の操作方法について、主治症と共に紹介いたします。これらは主に成人に対して使われている方法ですが、一部小児に対しても応用されていますので、その操作方法には○を付記しましたので参考にしてください。

（１）全身転運（ぜんしんてんうん）

　これには「頭胸式」と「肩背腹下式」の２種類の方法があります。
ア、頭胸式は、患者を坐位にし、両手の拇指で患者の眉の内端（印堂穴）から、両側を軽く推法し、しだいに推し進めて額の毛の生え

ぎわに至って、それから左右に分けて進めていきます。額の角に向かって太陽穴（両眼の側方やや上方の骨の窪み）まで進めていきます。そこから両方のこめかみをめぐり耳の上の毛の生えぎわに沿って後頭部に向かっていきます。

すべて重く力を入れて推し進めていきます。頸まで行ったら、僧帽筋の上縁に沿って上から下へ向い、両肩の真中にある肩中経穴まで推し進めます。ここで拿法に改めていきます。両手に同等の力を入れて筋肉を3回こねます。それから外側に向かって揉捏します。肩峰（肩の端）を拿法して按じます。続いて三角筋から肘まで揉みながら下り、前腕に移って拿法します。まず肘の前面と橈側をもんで、拇指まで行きます。次に尺側と後面を揉んでから小指まで行って終わります。

次に、患者の拇指と示指を保持し、挟むように持ちながら動かしたり、指を抜いたりして終わります。（両手各1回ずつ行います。）イ、肩背腹下式は、両手で同時に患者の頸項部から揉拿法を肩中兪まで行い、そのまま肩甲骨の内側に沿って下行し、脊柱起立筋部を腰部まで行っていきます。

続いて、殿部の外側から下行し、鼠径部外側より下肢の大腿外側に進みます。手指を用い大腿上の筋群をやや力を入れて揉みます。そして、下腿部に移ります。

まず、拇指と示指で膝蓋骨を軽く握ります。それから前脛骨筋の上を力を入れながら足首まで行ってください。続いて、脛骨内側を脛骨に沿って下に推して行き、内果（うちくるぶし）の前方まで進みます。

次に、片手で踵を支え、もう一方の手で足の指を持って、揺り

動かしたり指ぬきをするようにして終わります（片側ずつ行いますが、女性は右脚から、男性は左脚から行ってください）。

　最後に患者を背臥位にして、背伸びをするように、両足をつかんで思いきって体を伸ばす動作を１〜３回行い、次いで足を膝が胸に着くまで曲げて、また伸展させます。これも３回ほど行いますが、患者が疲労していたり、無力体質の場合には、この運動は他動的に行っても結構です。

　その結果、全身が軽くなり、やや発汗を伴って気持ちよくなります。

　暑気あたりや感冒、全身の倦怠、しびれや痛み、小児の発熱や不眠症に効果があります。

（２）推眉心（すいびしん）

　拇指をお湯等に浸して温め、患児の鼻すじから額の上まで推す方法です。あまり強くせずに軽く推し、連続して10〜15回ほど行ってください。

　両眉の間にある印堂穴から髪の生え際にある神庭穴まで行います。

　患児の姿勢は、正坐または仰臥の状態で行ってください。

　頭痛、頭示（頭がクラクラする症状）、めまい、嘔吐、発熱等に用います。

　なお、その後に全身転運の頭胸式で肩中経穴まで推法を行ったり、あるいは、頸の後部の僧帽筋上に行うのもよいでしょう。また、嘔吐がある場合には、背部の軽い拍法を20回ほど加えると効果があります。

（3）推運八卦 （すいうんはっけ）

　この手法は、前胸部全体を推運するもので、患者を正坐し、仰向けに椅子によりかかるか、仰臥させて行います。

　まず拇指を用いて患者の鎖骨の内側から外側に推していきます。次いで胸骨を推すわけですが、胸骨上縁の天突穴から心窩部の鳩尾穴まで、上から下へ手掌の先端で4本の指を並べて、骨を垂直方向に軽く推します。

　次に、肋骨を推していきます。拇指と手掌の小指球を用いて胸骨から両腋窩に向って、肋骨に沿って左右に推していきますが、第2肋骨下から始め、季肋部から肋骨弓まで順番に行います。力は中程度で各肋骨を5回から7回推します。

　暑気あたりや、小児発熱、作業または仕事の緊張から起こる胸苦しさ等に用います。また、軽く行えば感冒の予防にも有効です。

○（4）推手掌（すいしゅしょう）

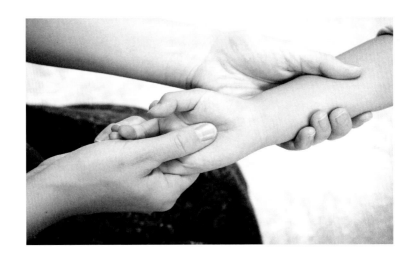

　一方の手で患児の小指と薬指をおさえておき、もう一方の手の拇指の先で患児の手掌の上を指先から小指球まで推し、腕の後ろまで7〜10回繰り返します。

　患児は坐位でも立位でも、または臥位でも、しやすい体位で行ってください。

　小児の発熱、煩噪、夜泣き、前腕の尺側の麻痺等にこれに当たります。

○（5）推前腎（すいぜんじん）

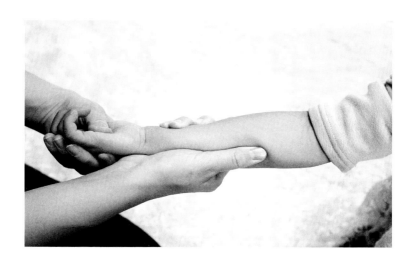

　これは、患者や患児の前腕内側を肘から手首まで推法で30 ～ 50
回行う方法です。
　小児の場合、発熱や不眠等に応用します。

○（6）推軟腰（すいなんよう）

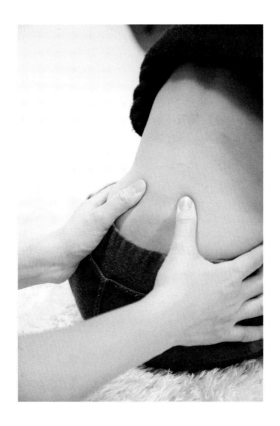

　患者や患児を正坐させて、かがむように上半身をやや前に傾けた
状態で、背部の肋骨の下から腸骨の上まで下方に向かって推法する
方法です。
　小児や成人の下痢や脱肛、便秘、下痢等に用います。

○（7）推尾低（すいびてい）

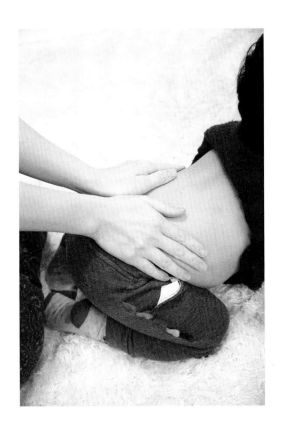

　これも推軟腰と同じく、患者や患児を正坐させ、かがむように上体をやや前に傾けた状態にして、手掌の拇指球と手根部を用いて、腰部の筋肉上の両側を下方に向かって尾骨まで推します。小児の場合は、拇指だけを使って推します。一度推すごとに、患者に対しては気合いを入れながら気を合わせて行います。便秘の人には大便を

出すような気分にさせ、下痢の人には肛門を締めるように力を入れ
させ、患者と協力して行います。体の虚寒の患者の場合には上に向
かって推すといいでしょう。

　下痢や便秘に適応します。

　（8）推脚底（すいきゃくてい）

　これは、成人への手法で足底を推す方法です。患者にあぐらをか
かせ、一方の足の裏を踵から足指に向かって手掌で推す方法です。
自分でも行えますが、これも7〜10回行います。

　不眠症や遺精（精が漏れる）、高血圧、発熱等に用います。

○(10) 刮背脊（かつはいせき）

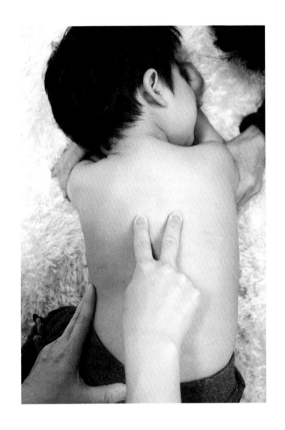

　これはどちらかというと成人に対して行う手法です。患者に坐位
または腹臥位の姿勢をとらせ、脊柱骨の正中線とその両側に推刮法
を行うもので、術者の手の拳または四指手掌面を用いて肩甲骨内束
から腰部まですばやく推刮する方法です。その部が少し紅潮するよ
うな力で行うといいでしょう。

小児に行う場合には、術者の両手の示指と中指の手掌面で、力の入れ方を調整しながら行うようにしてください。

　発熱や腰のしびれ、背中の痛み等に適応されます。

○(11) 刮胸部 (かつきょうぶ)

　これも成人に対して行う場合が多いのですが、小児の場合でも行えます。患者や患児の胸部を推刮する方法で、患者や患児の姿勢は正坐でも仰臥位でもかまいません。

　方法は、上記の刮背脊と同じように、胸骨正中から両側に向かって、第2、第3、第4肋骨と順番に、左右それぞれ上から下に乳頭まで刮法を行う方法です。皮膚が淡く紅潮するまで行いますが、小児の場合、力の入れ方に注意しましょう。

　胸苦しさや胸痛、疲労、暑気あたりで起こった人事不省や発熱等に有効です。

(12) 刮腰肋 (かつようろく)

　これも上記の二つと同じく、刮法を行うもので、患者は坐位または側臥させて、側胸部を上から下に向って、各肋骨の刮法を行うものです。

　腰背部の疼痛やしびれ、暑気あたり後のぐったりした状態に有効です。

(13) 拿肩中 (なけんちゅう)

　この手法は、肩上部のほぼ真ん中にある肩井穴に対する拿法です。患者の体位は正坐位か仰臥位で、術者はその後方、または頭部

側に位置して行います。

拇指を患者の鎖骨上窩中央の欠盆穴に置き、他の四指を肩の後ろにおいて、拇指と示指で強く肩の部分を推します。

暑気あたりで起こった気絶や感冒、肩背部のしびれや痛み、精神疲労等に有効です。

(14) 拿こう扇 (拿肩こう) (なこうせん)

患者を正座させ背筋を真っ直ぐ伸ばした状態で、術者がそのやや横に立って、肩甲骨下角のやや内側の経穴 (膈経穴) を拇指、示指、中指の3指で拿法する方法です。やや強めの力で数回、左、そして右を行い、深部の筋肉をほぐします。

暑気あたり、急性胃腸炎や消化不良等で起こった疼痛等に有効です。

(15) 拿腋窩 (なえきか)

患者を坐位または仰臥させて、腋窩と上腕後側を結ぶ筋肉群に対して拿法する方法です。患者の腕を前方やや上方に延ばさせ、術者は両手を同時に、拇指を腋窩内に、他の四指を扇を開くように腋窩の後面に置いた状態で挟むように拿法を行います。患者がこそばがらないように注意し、2〜3回行ってください。

腹痛に効果があります。

(16) 拿上肢 (なじょうし)

上肢の上腕部と前腕部の諸筋群に対して拿法を行うもので、肩峰から上腕の屈筋や伸筋の筋群、そして、前腕の橈側と尺側筋群へと

順番に拿法の手技で操作していきます。そして、最後に、指をゆり動かしながら引き抜くような運動をして終えます。患者の姿勢は正坐位か仰臥位、あるいは側臥位がいいでしょう。上肢のしびれや痛のときに用います。

(17) 拿下肢 (なかし)

これは、下肢の筋群全体に拿法の手技を行い、下肢のしびれや痛み、腓腹筋痙攣を治すときに用いる方法です。

患者の姿勢は、坐位または臥位がいいでしょう。

まず、前面の大腿部から下腿部前外側部、足背部と、足の胃経や胆経に沿って行い、続いて後面に移り、膀胱経に沿って大腿後側筋群から下腿の腓腹筋、そして、足底部へと進めていきます。肉の厚い部分は拳で強めに按揉し、その後拇指と他の四指とで挟むようにして揉捏します。最後に各指を引きぬき、ゆり動かす動作を行って終ります。下肢の重だるさ、疲労、下肢のしびれや痛み等の際に行ってください。

(18) 寧眉心 (ねいびしん)

これは、頭痛やめまいをとる手法です。患者は正座または仰臥位になります。

まず、拇指で鼻梁の上から額の正中線を上まで３回押します。それから中指と薬指で眉間を挟んで、患部がうっ血するまで圧迫します。

(19) 寧項後 (ねいこうご)

　これは、患者に正坐の姿勢をとらせ、やや前下方にうなだれるように首を下げさせて、頸の後部、頸椎の正中線、及びその両側の太い筋肉である僧帽筋の上縁を施術する方法です。拇指と示指及び中指を曲げた状態で筋肉を挟むように押していきます。髪の生え際から首の付け根まで３回行ってください。

　頭痛やめまい、発熱、頸肩部のこり等に効果があります。

(20) 寧狭脊 (ねいきょうせき)

　これは、仕事の疲れや、同じ姿勢をとったために起こる背腰部の筋肉痛や、ストレス痛、背腰痛等に応用するもので、患者を正坐させて、机の上にうつぶせになるような体位で行ってください。

　術者は患者の背後から、脊椎両側の脊柱起立筋群を拇指と曲げた示指、中指で挟むようにして、上から下に向かって推動を行う方法です。左右両手を同時に操作してください。

(21) 寧臍囲 (ねいさいい)

　患者の臍を中心に、上下と左右の４ヵ所を、術者の拇指と示指、中指で挟み念法を行う方法です。患者には正座、または仰臥位の姿勢をとらせて行ってください。腹痛や下痢の際に応用します。

　また、同じ手法で、臍と鳩尾の中点の中脘穴という穴に行えば、これを寧中脘と呼びますが、これもよく用います。

(22) 寧肘鸞 (ねいちゅうらん)

　これも主に成人に対して行われる手法ですが、坐位または仰臥位

にさせた患者の肘を軽く曲げて、その肘窩の中央と左右内側と外側の計3ヵ所に対し、捻法を行う方法です。

　上肢の痛み、肩甲痛、嘔吐、暑気あたり、喉の痛み等に有効です。

(23) 寧掴鸞 (ねいこくらん)

　これも前者と同じように、患者に伏臥位、または机や椅子に両手をついて持たれてもらい、膝をやや曲げた状態で立位の姿勢をとらせます。術者は、その膝の裏の膝窩中央の経穴 (委中穴) とその左右2経穴を定め、そこに念法を行う手法です。

　下肢の疼痛や、腹痛、下痢、腰痛、喉の痛み等に有効です。

○(24) 捏脊法 (ねつせきほう)

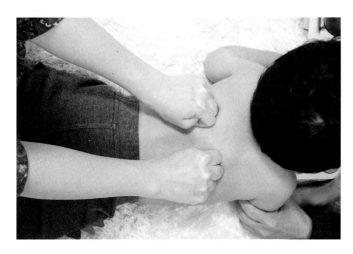

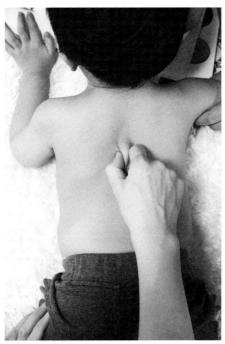

捏脊というのは、小児の脊柱上の経穴のことをいいます。その部を中心に手技を行う方法です。患児を腹臥位の姿勢にして、両脚をまっすぐ伸ばし、両手を体側に伸ばした状態で行ってください。

　まず、最初に術者の片手または両手の拇指・中指・示指で背中の両側を按圧していきます。もし疼痛や麻痺感等があれば、その部分はやや強めに行ってください。一通りもみ終わったら、この部分を再び按じて、その後に摩法をするようにし、そして、それらも終えたら、全体に２、３回の推摩を最後に行って終了とします。

　次に、捏法ですが、尾骨の末端の長強穴から始め、脊中上を上がり頸部の風府穴までその両側の筋肉と合わせて推捏します。同様に再度下から上に推捏して、臍と同じ高さに至ります。その後、揉捻と軽拿を行ってください。

　推捏した後は、拇指で何度か軽いあん摩をして終えてください。

　また、別の方法として、両手の拳を脊椎の両側におき尾骨から頸椎に向かって前方に向かった推動を行い（写真上）、同時に両手の拇指で督脈の皮膚を軽く捻り起こし、推したり捏したりの操作を行って前進し（写真下）、風府穴まで行ったところで止めます。推捏を各３回行い、それから拿法を各３回行います。

　そして、この操作を１日３回、１週間行うことで１クールとします。

　操作に当たっては、最初弱い力でゆっくりめに始めて、徐々に強めて、加減しながら行うことが大切です。

　また、治療の時間は、各回一つの手技を左右30秒程度で行います。なお、成人を対象にした場合は、やや長めに行ってください。

　施術した背中がほてったり、焼けるような感じがして、皮膚がや

や紅潮したら成功です。

　小児では、小児癇癪（小児神経症）、遺尿（寝小便）、夜泣き、慢性下痢等、また、成人では急性腸炎や背腰部の痛み、不眠症等に効果があります。

○(25) 按太陽（あんたいよう）

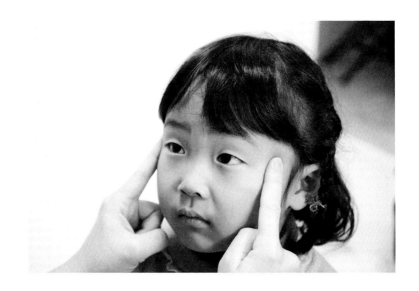

　これは、めまいや頭痛のときに用いられる手法です。小児の場合はあまり分かりにくい症状ではありますが、外から見て分からないだけで、全くみられない症状ではありません。食欲がなかったり、飲んだり食べたものを嘔吐したり、原因がないのに泣いたり、突然泣き出したり、眼の焦点が定まらないような素振りをしたり等、小児の状態がいつもと異なって機嫌が悪かったりしたときは、そうした自覚症状があることもあります。

　治療の経穴は、目と眉の外側で脈の触れるところにある太陽穴という穴です。ここに按法を行うのです。患児を坐位または臥位の姿勢にし、術者の拇指または示指でその部を左右同時に両側から挟む

ように按圧します。初めはやんわりと弱めに圧し、徐々に力を入れて強くしていくのですが、乳幼児の場合はあまり力は入れ過ぎないように注意してください。

　圧した後、揉動といって、拇指を当てながら軽く揺り動かすように振動を与えると心地良い刺激になります。時間は全体で5〜7分ぐらいでよろしいでしょう。

　後頭部が軽くすっきりとし、頭痛やめまいがよくなります。

○(26) 按鼻翼（あんびよく）

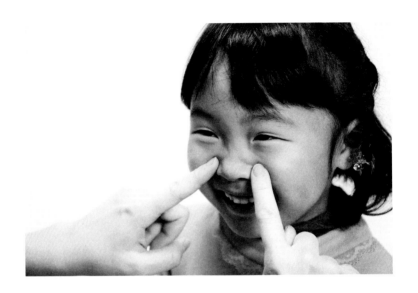

　この手法は、幼児の鼻づまりや鼻出血を止める際に用いる方法です。鼻翼の外上角にある鼻腔と、上顎骨の縁との間にある経穴を術者の示指で1～3分間圧迫する方法です。

　患児の体位はこれも坐位、または臥位にして行ってください。

○(27) 按肺兪・膏肓（あんはいゆ・こうこう）

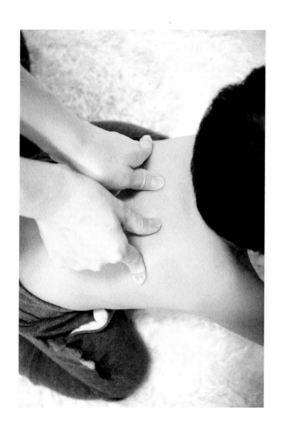

　この手法は、患児の感冒や咳嗽等の際に用いられる手法です。背部にある肺経穴と膏肓穴を拇指または示指で持続的に按圧する方法です。

　肺経穴は胸椎第3・第4棘突起間の外側1寸5分の部で、膏肓穴は、第4胸椎の下の外側1寸5分のところにある経穴です。1寸5

分とは、患児の手の親指の幅の1つ半の幅になりますが、肩甲骨と背骨の真ん中ぐらいになります。

　患児の体位は、坐位で、少し肘を曲げて前屈みになるか、伏臥位にすると、操作がしやすくなります。

(28) 按腰眼 (あんようがん)

　この手法は腰のだるさや痛み等に対する手法で、腸骨上の第4・第5腰椎間の外側陥凹部にある腰眼穴に按揉法を行う方法です。ただ、この手法は小児よりも成人に対して適応する場合が多くなります。

　腰眼穴は、腰を伸ばして立ち上がったときにできる、左右の腰の腸骨稜と背筋群との交わる部の角の窪みにとります。施術する場合には、患者をうつ伏せの状態にして行ってください。操作の方法は、両手の拇指をその部にあてて、約30回の按揉法を行うようにします。

　腰の倦怠痛、背の疼痛、遺精、白帯 (おりもの)、月経不順等に有効です。

(29) 按脊背 (あんせきはい)

　これも成人に対する手法になりますが、背痛や上腹部痛の際に用いる手法で、患者を坐位または腹臥させて、背部の第7、第9、及び第11胸椎部にある脊背点を10〜15分間拇指で按圧する方法です。

　第7胸椎は、左右肩甲骨下角を結んだ線の高さの椎骨上になります。それを基準にして第9、第11の胸椎をとります。

(30) 按掌心 (あんしょうしん)

これは、自分でもできる方法です。手掌の真ん中を拇指で按揉するものです。7回連続して按揉し、それを7度、計49回行います。そして、手を換えて反対側の手も同じように行います。

胃部のつっぱり感、消化不良、人事不省等に応用します。

(31) 掌心熱按 (しょうしんねつあん)

これも成人向けの治療になりますが、術者は施術前に両手の手掌を互いにこすり合わせて紅く熱した後、患者の陰風(寒さにあたる)や寒性麻痺(血行不充分な麻痺)、冷腹、下腿のこむらがえり、寒さで下腹痛を起こしたとき、その他一切の寒症・陰症等に応用する手法です。

(32) 摺人中 (とうじんちゅう)

これも成人向けの手法になりますが、患者は坐位または臥位の体位をとり、上口唇中央溝にある人中穴という穴を、拇指を用いて力をこめて圧する方法です。

人事不省(虚証に応用)やめまい、ひきつけ等に適応して用います。

(33) 摺後痕 (とうこうこん)

これも前者と同じく成人向けの手法ですが、患者の踵のアキレス腱の付け根の部を拇指と示指で挟み、強く按圧して揉む方法です。

昏睡や人事不省、ショック、ひきつけ等に適応して用います。

○(34) 摩腹部（まふくぶ）

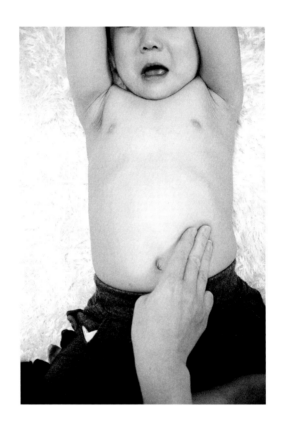

　これは、成人にも適応しますが、小児全般に適応する手法です。腹痛や下痢、便秘等の際に適応する方法で、患者や患児を坐位または仰臥位の姿勢にして行います。

　患者や患児の臍を中心に、臍の右下から右上、臍上、左上、左下、そして、臍の下へと、時計回りに一巡します。また、同じ部をさすっ

たり、軽く揉んだりします。これを10 〜 15回繰り返して行います。手を温めて行うといいでしょう。成人であれば、患者自身でも行うことができるでしょう。便秘に対してはかなりの効果が期待できます。

○(35) 摩胸部 (まきょうぶ)

これも前者の摩腹部と同じように成人や小児に応用する手法です。胸元から始め、時計回りで左乳房下に向かい、正中線を越えて右乳房下に行き、上に上がって最後に胸元に戻るコースであん摩を行う方法です。これを10 〜 15回繰り返し行ってください。胸苦しさや胸の痛み（肋間神経痛）等に有効です。また、日頃からこの方法を行うと感冒を防ぐことができます。

(36) 拍掴窩 (はくこっか)

これは主に成人を対象とした手法になります。患者の両脚の膝の裏のくぼみ（委中穴）を7 〜 10回軽く拍打する方法で、腰痛症に適応します。患者には腹臥位か立位の姿勢をとらせて行ってください。

○(37) 拍背部（はくはいぶ）

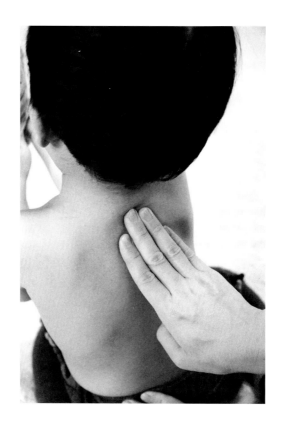

　これは、小児の胸背部痛や嘔吐の際に用いる方法で、患児を腹臥位か坐位にし、少し前屈みの状態にさせてから行います。肩甲骨の内側の脊椎に沿ったところを軽く四指尖端で拍打してあげてください。あるいは、脊椎に沿った両側を上から下に軽く拳でとんとん拍打するようにしてあげてください。これを槌胸背といいます。飲ん

だ乳を吐き出させるときなどに有効ですが、成人でも嘔吐を誘導する際に用いるといわれています。

（38）寛喉法（かんこうほう）

これは主に成人に対する手法ですが、喉が詰まったような感じのときに、のどを緩めて広げ、物を飲み易くする方法です。咽喉の疾患による嚥下困難のときに用いるといいでしょう。

患者は正坐位の姿勢で、術者は患者の背後に位置し、両手を脇の下から前胸部に差し込み、示指・中指・薬指を揃えて鎖骨上縁にあてがいます。両肘で患者の側胸部を圧しあて、術者の前胸部を患者の背部にぴったりあて、術を施します。両手指は力を入れて左右両側に開きます。両肘と胸部は患者の肋骨と背部をおしてしめつけるようにします。この三方面（両側胸と背部）を同時に力を入れ、じわじわと圧しつけていくように行います。

第**4**章

小児保健あん摩の臨床応用

第１節　小児保健あん摩の治療原則と治療回数

１．治療原則

　小児あん摩を行うには以下のような原則があります。この原則に従って施術することにより、より有効的な効果をもたらすことができます。

（１）点から線、線から面へ

　ある一つの病症に対しては、経過を正確に診断し、どのような推拿手技を適用するのが適当であるかを決定し、術を施すには必ず決まった手順で進行することが必要です。

　例えば、我々が全身転運推拿を適用することに決定したとします。もしも手順通りにこれを行わないと、あっちをいじりこっちをひねりして、効果はあまり得られないでしょう。目的にかなわないことになります。

　規準に沿った操作をしないと、生体の血管や筋肉、神経にとっては一種の不規則な騒乱となり、突然外傷を受けたときと同様に、生体に損傷を与えたことになります。それゆえ、全身転運の操作は、まず眉心から開始し、次いで額の上に至り、頭・頸から肩・腕に及

びます。点から線になり、一定部位の一点とその周囲から始め、それから直線に沿って、しだいに進行してきちんと全体に及びます。このようにして、生体は規則正しい運動刺激を受けると、心地よい感じを受け、身体は軽く軽快になるものです。

（2）軽から重へ

これが推拿手法の力の入れ方の原則です。患者に最初に接触するとき、力は軽く入れ、そっと行います。これによって、患者の推拿の作用に対する感受性をさぐり、強く推按したり、力を入れすぎたりするのに耐えられない限度がわかります。そのうえで、患者の耐えられる推拿の程度に応じて力を入れ、だんだんと状態によって力を増していきます。

このようにして、適切に力を入れ、疾病に作用を及ぼすことができるのです。

（3）徐から速へ

小児の皮膚は微妙なものです。刺激をいきなり強く与えると、かえって逆効果になってしまうことがあります。治療に当たっては、最初ゆるやかな刺激感を与えるように、小児の様子を伺いながら、ゆっくりとした速度で手技を行うようにします。そして、慣れてきたのを見計らって徐々に速く動かしていくことが大事な要件になります。柔らかい皮膚を損傷させないように慎重に行ってください。

（4）浅から深へ

操作する部位が浅いか、深いかは、力の入れ方によっても違いま

す。弱い力で行えば当然浅い部位を刺激することになりますし、また、力を入れて行えば深い部位を刺激することになります。病巣の場所、即ちどの部位を目標にするかによって、おのずから力の入れ方が変わります。治療に当たっては、そのことも確かめながら、最初は浅い部分から始め、徐々に深い部分に移っていくようにしてください。

（5）急から緩へ

小児あん摩を行うには、どのような症状に対して行うか、目的があります。小児の身体にいろいろな症状がみられるとき、順番を決めて、まず、急を要する症状から始め、それから徐々に他の症状に対して順次行っていくようにするとよいでしょう。

（6）順序立てて行う

これも前者と同じことですが、全体的に施術する場合に、急緩の順番と並び、行う場所も、一定の順序で行うのが、術者にとっても、また小児にとっても合理的でしょう。

一般的にいえば、頭を先に身を後にし、背を先にし腹を後にする。躯幹を先にし、四肢を後にする。上肢を先にし、下肢を後にする。左を先にし、右を後にする。このように秩序立てて行うとよいでしょう。

２．小児保健あん摩の回数と補瀉の原則

　小児保健あん摩を行う手技の数の多少は、対象となる小児の年齢や病状によって異なります。当然、幼い年齢ほど刺激量は少なくしなければなりません。そのため１回の施術の際の手技の数や力の強さも加減しなければなりません。

　刺激量と補瀉の関係は、一般的に次のようになります。

　弱くて緩和な力で、速度も遅くして経絡に沿って行えば補法、また、その逆に速い速度で、やや力を入れて経絡の走行に逆らって行えば瀉法となります。

　また、適度の速度と力で往復の操作を行えば、平補平瀉法といって、補でも瀉でもない補瀉両方の条件を満たす治療になります。

第２節　主な疾病と、その治療法

　これまで述べてきましたように、中国では小児推拿療法を医療の一環として小児内科、外科を始め、小児神経精神科等、いろいろな分野で臨床に応用されています。

　日本では残念ながらまだ小児あん摩は中国のようには普及されていませんが、近年、日本でも欧米から入ってきたベビーマッサージのブームと共に、少しずつ一部の治療家によって小児を対象にしたマッサージが行われるようになり、広く一般にも認知されるようになってまいりました。

　しかし、日本の場合、小児に対するこの種の施術は、現在のところ小児マッサージよりは小児鍼の方が圧倒的に浸透しているように思われます。ただ、歴史的に見ますと、実はこの小児あん摩の方が古くから行われていたことは一般にあまり知られていないようです。

　それに、小児あん摩は鍼という金属の媒体を使わず、直接人の肌と肌とが触れあって行われるソフトな治療であり、その上、最も信頼のあるお母さんの手によって直接行われる治療なので、やはり小児にとっては最高で最善の治療といえるのではないでしょうか。

さて、ここからは小児保健あん摩が適応される疾患や症状を具体的に取りあげながら、その使用経穴と治療法を紹介させていただきます。

１．疳虫症（小児癇癪）

疳虫とは、乳児が離乳期を迎える６ヵ月ごろから、いらいらと不機嫌になったり、急に大きな声を発して泣き出したり、夜中に突然に泣き出したりする症状です。

しかし、これらはどの子どもにもみられる、一種の成長過程における正常な徴候でもあるといえます。小児の癇癪ということです。これらの症状が極端に現れる状態が小児保健あん摩の対象となるのです。

原因として考えられるのは、乳幼児期から小児にかけての著しい成長発達期における心と身体の不調和、小児が受けるストレス、睡眠や食事等の狂いからくる自律神経不安定症等が考えられます。一種の小児神経症とも呼ばれるものです。

東洋医学では、離乳による飲食の積滞、消化不良、体力消耗等の症状に加え、冒風寒、癪、下痢、潮熱、咳嗽等の病が長く続いて、津液が枯渇して体力が消耗されて起こる症状だとみられています。食欲不振、四肢やせ細り、異食、腹部膨満等の症状が現れます。あるいは、皮膚に静脈が浮いて見えたり、大便は下りやすくなり、緑便や不消化便を出すこともあります。その他、顔色が黄色となり、筋肉の力がなくなり、暑がって水を飲みたがります。瞼や前額に青

筋が見えることもあります。

　ところで、なぜ「かんむし」というのでしょう。昔は病気になる
のはすべて身体の中にいるいろいろな虫のせいだと考えられてお
り、子どもがぐずるのは「かんの虫」という虫のせいだと思われて
いたからです。

　お腹がすいた等の欲求を、言葉が話せない赤ちゃんがそれを伝え
る手段として「泣く」ことはとても重要な行為です。

　小児保健あん摩によって、皮膚への刺激を定期的に行うことは、
赤ちゃんの自律神経を安定させるだけでなく、未熟な呼吸機能を賦
活させて健康を安全に保つ上でも重要なことです。

　治療は、拇指や示指または中指で背中の背骨に沿って按圧する捏
脊法（109頁）や、同じく拇指と示指、中指で軽く円を描くように摩
擦する摩法（87頁）で脊柱の両側を摩擦しながら下から上に移動し
てください。それを何度か繰り返します。

　続いて、推手掌（98頁）で、患児の手掌を拇指で推法（84頁）して
あげましょう。そして、脾経、肝経、心経（いずれも65頁）等のツ
ボに推法を行います。更に、摩腹部（118頁）で、四指や手掌でお腹
を時計回りにやさしくさすってあげましょう。その他、内八卦（80
頁）や、小天星（68頁）のツボも使われます。手法は推法や揉法が
良いでしょう。消化機能の低下による食物停滞の症状がある場合に
は、消化されず停滞する食滞を除くための治療を目的にした消食化
滞（92頁）で、摩腹を行ったり、脾経や、内八卦、足三里（73頁）の
ツボに推法を行うのもよいでしょう。

　また、ストレスや神経の亢ぶりやいらいらからくる疳虫には、肝
経、心経、小天星等のツボに遠心性に推法を行う清推法がよいで

しょう。

　各手技に要する時間や回数については、摩腹法が３〜５分、捏脊法が３〜５回、他は１ヵ所につき100回前後行ってください。

２．夜泣き

　よく眠っていたはずの赤ちゃんが、夜中に急に起きて激しく泣く場合があります。こういった状態を「夜泣き」といいます。寝る前まではご機嫌だったのに、夜中になって急に泣き出し、あやしてもなかなか泣き止んでくれないこともよくあります。

　赤ちゃんの夜泣きは、生後３ヵ月から生後１年半前後に起きやすいといわれています。夜泣きの時期や程度は赤ちゃんによってそれぞれまちまちです。２歳を過ぎても夜泣きしてしまう子もいれば、全く夜泣きがない子もいます。個人差があるということです。

　赤ちゃんの場合、体内時計が未発達のため、１日のリズムができていなく、睡眠のリズムがうまく取れずに短いサイクルで寝たり起きたりを繰り返しているのですが、これがこの時期にみられる夜泣きの原因だと考えられます。

　生後５〜６ヵ月で赤ちゃんの脳は急激に発達していきます。そのため、起きているときに脳が受けた刺激を睡眠中の脳が処理しきれず目が覚めてしまい、夜泣きにつながることもあります。

　このように、赤ちゃんの夜泣きは体内時計や脳の機能が成長過程にあり、上手に睡眠が取れないゆえに起きていると考えられます。ですから、赤ちゃんの夜泣きを改善するためには、まずは赤ちゃん

の体内リズムをうまく作ってあげることが大事になります。しかし、赤ちゃんが夜泣きをするのは成長過程の一段階でもありますので、ある程度の夜泣きは、個人差はあるものの、むしろ自然なことと考えた方がいいでしょう。

　前述したように、小児が夜間泣く原因はいろいろあります。

　東洋医学的にもその原因はさまざまです。夜になると、よく間をおいて泣き出す。泣き止まない。ときには朝まで泣き通す。顔色が蒼白で、四肢が冷たく、腰を曲げて泣く。乳を飲まず下痢する。これは肺寒で腹痛から起こるものです。顔が赤く唇の色もよく、涙をよく出し、むし暑がる。小便は出が悪く赤い。大便は秘結（便秘）する。これは心熱で気分の悪いものです。また、ときに怯え、眠っていても怯えて目を醒まし、突然泣き出すのは、精神的な驚怖感からくるものです。

　従って、虚弱体質で、よく腹痛があり、興奮しやすく怒りっぽいタイプで、腹部動脈の拍動が触れるような赤ちゃんによくみられることがあります。

　治療は、体を温める陽気の虚からくる肺寒の夜泣きに対しては、おへその周囲を時計回りに摩法する摩腹部（118頁）でお腹の調子を整えたり、自律神経の調子を整えるための捏脊法（109頁）等を行ってください。心熱でむしむしして夜泣きする場合には、全身転運（94頁）を応用して、頭部、後頸部、肩甲骨周辺の推法（84頁）や摩法（87頁）を行ったり、心経や肝経（いずれも65頁）の経穴への推法を行います。また、驚啼には推眉心（96頁）で、眉間から前髪際の生え際まで上方に向けて指で押し上げたり、後ろ首から肩先までの推法を行ったり、推前腎（99頁）の操作で前弯内側を下から上に向

かって推法したりします。

　治療の時間や回数は、対象となる小児の状態に応じて、摩腹部は３～５分間、捏脊法は３～５回、その他の手技は１ヵ所につき100回ぐらいが適当です。

３．五遅（発育の遅れ）

　小児の発育途上で、正常な発育段階ではない行遅・語遅・歯遅・髪遅・立遅の５つを東洋医学では「五遅」といいます。小児の発育不良の症状です。原因として、乳をやる母体の虚弱体質、乳汁不足、乳児が長く病気をしたための栄養失調、気血が共に不足する等で、筋肉・皮膚、骨が正常の発達ができないために、この病が起こります。

　サルコペニアは加齢による高齢者の筋力低下ですが、これらは小児に於けるサルコペニアといえるかもしれません。

　行遅は、小児が２～３歳になっても歩けない、立たせてもふるえて歩が運べない、下肢力がなえて曲がること等です。語遅は、小児が４～５歳になっても身体がやせ細り、よく泣き、ものが言えない。聴覚障害がないのに発語がなければ語遅とします。歯遅について、俗に七坐・八戻・九竪牙といって、７ヵ月で座り、８ヵ月ではいはいし、９ヵ月で歯が出るといわれます。満１歳の誕生日になっても乳歯が出ないものはみな歯遅となります。髪遅は、普通生まれたときに毛が生えていて、育つに従って毛髪が濃くなって艶も出てきますが、４ヵ月になっても薄いままだったり、１歳になっても毛髪が

生えてこないものをいいます。また立遅は、これも普通8ヵ月内外で母親の前にすがって立ったり、9ヵ月〜1歳には自分で立ち上がりますが、下肢に力無く、背が曲がり、座ったり立ったりが困難で、ひどいものは床の上で寝返りもできないような場合をいいます。多くは栄養失調が原因です。

治療は、歩行の遅れの行遅や立ち上がりの遅れの立遅には、上肢や下肢の筋力を高める目的で、推法（84頁）による治療で、推尾低（101頁）や推手掌（98頁）を、あるいは、拿法による拿上肢（105頁）や拿下肢（106頁）を行います。

語遅には、項の部に推法したり、按鼻翼（114頁）で鼻翼の外側の窪みを人差し指で1〜2分間圧迫するようにします。髪遅には頭部の皮膚を、両手をこすり合わせて温めた手掌を頭皮にあて、軽く按圧する掌心熱按（117頁）の治療もあります。歯遅には、推背脊といって、示指と中指の手掌面を背骨の両側にあて、軽く腰から肩甲骨まで推法する方法や、上唇や人中への推法等を行う方法です。それぞれの回数は、やはり小児の状態に合わせて100〜200回行います。

4．遺尿（尿漏らし）

これは別名を、夜尿ともいいます。3歳以下の子どもに多くみられる、いわゆる「おねしょ」です。ときには成人になってからもみられることがあります。

原因の多くは体質の虚弱で、脾と腎が共に虚して、それが原因で

肺気の不足が起こって、それが膀胱に影響して制約がきかなくなって起こります。あるいは脾陽過度で、眠った後に前後不覚となって、小便をこらえられず床に漏らしてしまうこと等が考えられます。

　東洋医学では、証として次のようなものがあります。

　まず、体質の弱いものは、顔色蒼白、四肢末端が冷たくなります。そして、肺虚のものは、食欲なく、大便がポロポロするようになります。また、腎虚のものは、小便が頻繁で、ときに下痢を起こします。肺気不足のものは、咳嗽がみられ、咳をするとよく尿をもらす等の症状がみられます。これを予防するには、小児に夜目をさまさせ、自分で小便をする習慣をつけて、ときどき小便をさせます。目をさます時間は一定にした方がよいでしょう。遊びほうけて疲労しすぎるのはよくありません。寝る前には飲みものをひかえさせるようにしましょう。子どもをやみくもに叱るのもよくありません。

　治療は、腎虚からくるものには熱運丹田といって、片手で長強穴（尾骨のすぐ下）を被い、もう一方の手で下腹部の両側を推運します。推運は、推法と運法を組み合わせたもので、親指もしくは中指・薬指の腹を使って、円を描くように指を推法で動かしていく方法です。声をかけながら軽めに行ってください。その他、按腰眼（116頁）で、俗に腰の目とも呼ばれる左右の腰眼穴を揉みほぐす方法や、全身転運（94頁）の肩背腹下式、更に、推尾低（101頁）、つまり、患児を前かがみに座らせた姿勢で、腰の左右を同時に拇指圧迫する方法もよいでしょう。

　肺虚からくる遺尿には、摩腹部（118頁）、推尾低、運丹田、捏脊法（109頁）をそれぞれ行ってください。第4胸椎下の左右横にある膏肓や、第3胸椎下の左右横にある肺愈に按捏を行う按膏肓・按肺

136

兪（115頁）も有効です。

　また、予防のためには、前述の按腰眼や運丹田、推尾低等を寝る前に行ってあげるのも良いでしょう。それぞれの回数はこれもやはり小児の状態に応じて100〜200回行うのが適当です。

5．小児の保健養生（健康の維持と増進）

　既に、第1章の第3節「東洋医学における小児の生理と病理」の項でも述べましたが、小児はまだ成長・発育の途上にあり、心身機能が未発達で、混じりけがなく、その成長は非常に盛んです。その旺盛な生命活動が、陰である体内の物質の基礎に比べて優勢であるがために、発熱や病気にかかり易く、現れる症状も多彩で、それが突然に急変することもあるのです。ただ、臓腑や経絡も未発達で、成人にみられるようなはっきりとした病気の症状はみられません。従って、それだけに診断や治療が難しいのも事実です。

　西洋医学的には、発達途上にある小児は、神経系でも大脳及び末梢神経、自律神経等、個々の機能の発達がアンバランスで、消化器や呼吸器、循環器等の内臓の発達もまちまちです。また、身体の運動機能とそれを調節する神経系との発達も異なり、それらの不調和（乱れ）がうまく表現できないために、ストレスが一気に表出し、それらが癇癪や夜泣き、遺尿として現れるのです。

　外部刺激を受け止める小児の感覚機能もまだ未熟のため、充分に刺激を認知できてはいませんが、小児は身の回りのあらゆる刺激を受け止めようと、最大限にアンテナを張り巡らせて周囲の状況を把

握しようとします。その中でも触覚は、生後最も早い段階から発達し、外部環境を取り込んで認識しようとするいわば外部刺激を内部に入力するためのインターフェイスの役割として、極めて重要な働きをしています。

　小児あん摩は、敏感な小児の皮膚に対し適切な刺激を与えることによって、ストレスによる不調和な小児の中枢神経系に働きかけ、アンバランスな状態から正常な状態へとコントロールするお手伝いの役目をします。

　小児がその成長発達段階に応じて、種々ある発達を阻害する原因から守り、健全で正常な成長と発達を遂げるため、つまり小児の保健養生のためには、次のような保健あん摩（推拿）の方法が有効です。

　まず、肺の機能を高め、その機能の代表である宣発粛降作用を亢進させて、皮膚の防御作用（免疫機能）を向上させるため、患児の薬指の末節の手掌面を指先から第1関節に向かって推法する補肺経（81頁）を100〜200回行います。

　次に、脾胃の機能を高め、運化機能を向上させて栄養を付けて体力を付けるために、お腹を円を描くように摩擦する摩腹部（118頁）を2〜5分間行ってください。

　これらをそれぞれ1日に1回行います。そして、1週間を1クールとし、1クール後は3日休んで再開します。それを何クールか行いますが、ただし、この保健推拿は、満腹時や空腹時はできるだけ避けるようにしてください。特に食後2時間は避けてください。

　また、健肺和胃といって、後天の元気の元の肺と胃の機能を高めて心身の健康を増進させる目的で、足三里穴（78頁）に按捏法を行

い、さらに、脊椎棘突起の真上、及び、その両側を腰骨から肩甲骨まで親指と示指及び中指で挟みつまみ上げて行う捏脊法（109頁）、あるいは、推法で行う推脊柱（83頁）を３〜５回行ってください。

　これらも１日に１度ずつ、１週間を１クールとして行います。そして、数日休んだ後、小児の状態をみながら、再度繰り返し行ってください。きっと、心身共に健康な子どもに育ってくれると思います。

　次に、声がか細く、脈が細く、体力がなく、食べることを嫌う厭食（胃陰不足型）の場合は、補肺経（81頁）を200回、内八卦（80頁）に運法（88頁）を行う運内八卦を３〜５回行い、二人乗馬（71頁）に揉捏を行う揉二馬を100回、さらに、摩腹部（逆時計回りに）を３〜５分、前弯前面の正中を手首から肘まで推法をする清天河水（69頁）を50回行ってください。

　これらの治療により、その翌日には少量を食べられるようになり、腹脹が軽減します。３回目の治療後には正常に戻るでしょう。さらにある程度続ければ、１ヵ月後には飲食は元に戻り体重も増加して、健康な発達と成長を遂げるようになることが期待できます。

６．上気道感染症（感染による風邪）

　冬の季節にかかりやすいといわれる風邪（かぜ）のことです。鼻やのどが微生物に感染することによって起こる急性の鼻炎、咽頭炎、喉頭炎や扁桃炎の総称です。

　原因のほとんどがウイルスで約90％を占めます。残りの約10％は

細菌、マイコプラズマ、クラミジアなどウイルス以外による感染で起こります。

　風邪のウイルスは200種類以上といわれており、どのウイルスが原因かは特定することは難しいといわれます。また、同じウイルスでもいくつもの型があり、それが年々変異します。このため、一度感染したウイルスに対抗する免疫ができたとしても、次々に新しいウイルスに感染するため、繰り返し風邪をひいてしまいます。

　風邪を引き起こす主なウイルスには、次のようなものがあります。

①ライノウイルス　…　風邪の原因の約30〜40％で、秋や春に多く、主に鼻風邪を引き起こします。

②コロナウイルス　…　ライノウイルスの次に多く、主に冬に流行。鼻やのどの症状を起こすウイルスですが、2019年に中国の武漢市で発症し、翌年世界で大流行させて、以来世界をパンデミックの恐怖に震撼させています。現在も感染拡大を続けていますが、今後も人類に定着し蔓延することが予想されます。有効性の高いワクチンが次々と開発され、前例のないスピードで人への接種が実現しました。その中でも新しい技術で作られたmRNAワクチンの普及が急速に実現したことは、人類の感染症対策における大きな前進といえます。変異ウイルスもどんどん出現し、今後どれだけ感染が拡大するかはわかりませんが、新型コロナウイルス（COVID-19）は、現在の私たちに、感染症の恐ろしさを改めて突きつけるものとなりました。

③RSウイルス　…　年間を通じて流行しますが冬に多いウイルスです。乳幼児に感染すると気管支炎や肺炎を起こす場合があります。

④パラインフルエンザウイルス　…　鼻やのどの風邪を起こすウイルスで、子どもに感染すると大人より重症になりやすく、秋に流行する型と、春～夏に流行する型があります。

⑤アデノウイルス　…　冬から夏にかけて多く、プール熱の原因もこのウイルスです。咽頭炎や気管支炎、結膜炎などもこれが原因です。

⑥エンテロウイルス　…　夏に流行するウイルスで、風邪の症状のほか下痢を起こしたりします。

　以上のように上気道感染症（俗にいう風邪）を起こすウイルスにはたくさんの種類があります。小児の場合、体力も弱く、免疫機能も完全ではありませんので、風邪に対する防御力は弱く、従って、細菌による二次感染や合併症が起こり、痰が出たり熱が続いたりすることもあります。また、風邪がきっかけになって中耳炎や副鼻腔炎、さらに気管支炎、肺炎、脳症などの合併症を引き起こすこともありますので注意が必要です。

　また、小児は気道や鼻道などが狭いため、粘膜が腫れると呼吸困難に陥りやすかったり、体内の水分量が多いために脱水症状を起こすこともあります。

　東洋医学では、この疾患は外感表証の範疇に属し、その病因は主として風邪でありますが、ときに寒邪や熱邪、暑邪、湿邪等の外邪が侵入して関係してくることもあります。これらが小児の栄養状態を阻害し、肺気の宣散淑発機能を弱め病気を起こすのです。東洋医学では、これを寒気による風寒証と熱気による風熱証に分けます。

　前者では、ぞくぞくと悪寒悪風があり、鼻水、くしゃみ、鼻づまりや倦怠感といった症状が特徴です。関連する脾の機能も弱くな

り、運化機能（消化機能）も衰え、水分や食物も停滞してきます。経脈の正気も弱くなり、瘈瘲（風邪が太陽膀胱経等の経脈から侵入し奇血の流れが不通となる状態）や痙攣も起こります。一般に風邪<ruby>（<rt>ふうじゃ</rt>）</ruby>といえばこれを指します。

　治療は、温めながら発汗させて邪気を取り除く辛温解表の治療を行います。方法は、背骨の両側の皮膚を上から下方に向かって左右同時につまみ下ろす寧狭脊（107頁）や、肺兪穴（61頁）や第4胸椎下左右の膏肓穴を按ずる按肺兪・膏肓（115頁）を行ったり、胸部を軽く摩擦する摩胸部（119頁）等の方法が行われます。

　また後者は、喉の腫れや痛み、体のほてりや熱感、発熱など炎症症状が主体になるのが特徴です。

　治療は、散風邪開胸、即ち風邪を外に追い払い、胸を爽やかにして気の流れをよくして治します。痰があって、咳が強く喉の中に痰鳴音（喘息のときに聞こえるぜいぜいする音）が聞こえる場合には、痰を出し肺の機能を高める宣肺化痰を治療原則とする捏脊法（109頁）や補肺経（81頁）、按肺兪（115頁）で痰を除くことが大切です。

7．小児の感冒（風邪引き）

　感冒は前述の上気道感染症の一種ではありますが、ここで取り上げる感冒はウイルス等による感染症ではなく、冬の寒い季節に寒風にあたったりして誰でも起こるいわゆる風邪引きのことです。これも風寒感冒と風熱感冒の2種類に分けます。

　風寒感冒は悪寒が強く発熱は弱いのが特徴で、頭痛、身体の痛み、

鼻閉、鼻水等の症状がみられます。一方、風熱感冒は、発熱が激し
く、悪寒はあまり強くはなく、頭痛、口渇、鼻閉がみられ、鼻水は
黄色みがかっていて粘稠度が濃く、扁桃腺が紅潮し、咽頭痛がみら
れます。

　風寒と風熱の鑑別は咽頭部に紅潮がみられるか否かで見分けま
す。初期は風寒感冒で、次いで咽頭痛が現れ、鼻水も黄色く濃く
なっていきます。それは風寒が風熱に変化していく兆候であり、そ
の場合の治療は風熱感冒の治療を基本とします。

　治療は、まず使用経穴として、両眉毛間の中央と前髪際を結ぶ線
上にある線状穴の天門穴（53頁）や、眉毛外方の陥中の太陽（53頁）、
眉毛の真ん中の眉中等がよく使われます。また、補助穴として、乳
様突起の下方陥凹部の耳後高骨穴（57頁）も用います。

　操作の方法は、これらに推法を行う推天門（53頁）や推太陽をそ
れぞれ100 ～ 200回、左右眉毛中央の推眉中を30 ～ 40回行ってくだ
さい。この２つの治療は風邪を払い心身を安定させる散風鎮静作用
があります。また、これらに揉捏の操作を行う揉太陽と揉耳後高骨
を各30 ～ 50回行います。これには清熱解表作用といって、昂ぶっ
ている熱を下げ心身を整える働きがあるのです。これらを中国鍼灸
では、弁証加減、すなわち、症状に応じて使い分けるという意味で
す。

　上記の基本操作に、寒さによって侵される風寒感冒のとき、身体
を温める目的で三間穴（72頁）に推法を行う推三間を100 ～ 200回加
えることもあります。逆に、熱性の感冒である風熱感冒には清熱開
竅、すなわち、熱をさまし意識をはっきりさせるための目的で、前
弯全面の正中線上を手首から肘まで推法する清天河水（69頁）を100

〜 200回行うこともあります。

　さらに、痰が多いときは、痰を出して肺の機能を高める宣肺化痰の目的で、揉乳房（59頁）を20 〜 30回行うこともあります。

　なお、患児にはこれらの治療後に汗ばまない程度に温かい飲み物を飲ませてあげるのがよいでしょう。

8．小児の気管支炎

これには急性気管支炎と慢性気管支炎があります。

（1）急性気管支炎
　上気道感染症やその感染後、あるいは麻疹やインフルエンザの後に現れる症状です。原因にはウイルスや細菌等種々ありますが、主な症状として、咳嗽が続き、ときに発熱し、くしゃみや鼻水等もみられます。

　初期症状として、痰が少ない乾性の咳が出現し、しばらく続いた後に痰が増え、呼吸時の痰鳴が出現するようになります。

　中医学では外感病に俗し、病因は六淫の邪、特に風熱、風寒の邪が肺を犯して、肺の宣発機能を障害させて、気が上逆して咳がひどくなるものです。

　病勢は邪実で、病位は肺で、風寒咳嗽が多く、症状は、咳と薄い色の痰が多くなります。他に喉の渇きや倦怠、悪寒があって無汗、ときどき発熱も伴うことがあります。

　治療原則は、宣肺散寒、即ち寒を体外に出し、肺の機能を高め肺

気を宣通する方法を行います。

　まず、風熱咳嗽の場合は、痰が黄色く粘稠性もあり、痰が出にくくなります。口渇や咽頭痛もみられます。発熱があるときは、疏風清肺、すなわち風邪を取り除き、肺をきれいにすることを行います。

　風寒感冒と風熱感冒の鑑別は、咳の音や痰の色で見分けます。風寒は咳力強く頻繁で、痰は薄い黄色です。風熱の場合は咳は高い音を発し、痰は粘稠性で色は濃い目です。

　治療は、まず使用経穴として、外労宮（71頁）、肺経（81頁）を主穴とし、内八掛（67頁）、膻中（58頁）、肺兪（61頁）を補助穴として用います。

　操作方法は、外労宮にツボの周りを円形に揉捏する揉法を行う揉外労宮、肺経を中枢に向かって推法する清肺経、及び、拇指と示指で軽くゆっくり円を描くように皮膚を回す運内八掛（67頁）をそれぞれ100～200回ずつ行います。これらは寒を体外に排出して肺の機能を高める宣肺散寒や、痰を排出する清肺化痰の作用です。

　そして、弁証加減法として、症状に応じて次のような治療を追加します。

　風寒感冒の場合、推法による推三間（72頁）を100回と、中指の付け根にある二尖門（71頁）への圧迫を５回行います。また、風熱感冒の場合は、推法で前弯前面正中を手首から肘まで行う清天河水（69頁）と、小指尺側の指先から付け根までの清小腸（66頁）をそれぞれ100～200回行います。

　さらに、痰が強い場合には小指の尺側付け根を揉捏する揉掌小横紋（67頁）を100～200回行います。

　留意事項として、秋や冬に足が冷えないようにすること。脂っこ

いものはできるだけ食べないように注意すること。そして、外気の刺激をできるだけ避けるようにする等の配慮が必要です。

（2）慢性気管支炎

　小児の慢性気管支炎は、反復性の咳嗽を主症状とし、慢性の副鼻腔炎や扁桃腺炎による分泌液の刺激や、長期に渡る有害排気がその原因として考えられています。

　中医学では、これを内傷性の咳嗽と称し、病因は脾虚で、痰が体内に生じ、それが肺を犯して起こるとしています。

　治療は、健脾復正、且つ、化痰止咳を原則とします。すなわち、脾を治し正気を復活させ、痰を収めて咳を止めるということです。もしこれが長く続けば、痰邪が熱性となり、咳や痰が長く続く痰熱咳嗽という病状になります。その場合の症状は、咳嗽、黄色い痰、面赤、口渇煩燥、小便短赤、便秘等を生じるのです。

　この疾患は慢性で咳が長く続きますが、これを病状から痰湿咳嗽と痰熱咳嗽に分けます。前者は熱がなく痰が薄かったり泡沫を伴ったりし、量も多く出ます。また、後者の場合は、肺陰が不足し、熱を伴って乾性咳（から咳）を現し、あるいは咳が短くカラカラと発します。

　治療穴は、脾経（65頁）、肺経（65頁）、膻中（58頁）、足三里（73頁）を主穴とし、内八掛（67頁）、乳房（59頁）、乳根（58頁）を補助穴として治療します。

　操作の方法は、気を補って消化吸収機能を高める健脾益気の目的で補脾経（79頁）と運内八掛（67頁）をそれぞれ100〜200回行います。また、解竅理気、すなわち、気の流れをよくし意識をはっきり

させると共に、痰や咳を止める目的で揉膻中（58頁）を50 ～ 100回、揉乳房（59頁）と揉乳根（58頁）をそれぞれ20 ～ 50回行います。

　また、弁証加減法として、痰が熱性の場合には清肺経（81頁）を100 ～ 200回、揉小天星（68頁）を50 ～ 70回それぞれ行います。そして、痰が乾性の場合には、補肺経（81頁）を100 ～ 200回、揉肺兪（61頁）を50 ～ 100回、分陰陽（68頁）を100 ～ 200回、按揉三陰交（78頁）を30 ～ 50回行い、調和気血潤燥、すなわち、乾きを潤し気血を調和することで健康を回復することができます。

9．小児気管支喘息

　突然に発作で息苦しくなり、「ヒューヒュー、ゼーゼー」といった喘鳴が出て呼吸困難を起こす症候群を喘息といいます。このうち気道（気管支）の粘膜に慢性的な炎症が起こることで喘息を発症させる病が小児気管支喘息です。

　3歳から15歳までの小児を含む子どもに現れる疾患です。

　気管支喘息の主な症状は「咳」、「喘鳴」、「呼吸困難」の３つです。季節の変わり目など、温度や湿度に急激な変化がある時に悪化しやすく、また、体力が無いときや、風邪が引き金となって悪化することもあります。さらに、喘鳴や呼吸困難がなく、咳だけが継続する場合を「咳喘息」といいます。夜間から朝方の時間帯に悪化するのが特徴です。

　一般的な治療は、発作時の服薬治療と本質的な体質改善の治療とがあり、並行して行われます。発作時には吸入ステロイド薬やベー

タ刺激薬などの抗炎症薬、気管支拡張薬等が用いられます。体質改善にはステロイド内服薬等が使われますが、麻黄湯や小青竜湯等の漢方薬もよくこれに用いられます。発作を抑える西洋薬と体質改善の漢方薬の併用療法が良いでしょう。しかし、ステロイドの長期投与や交感神経刺激剤やテオフィリン製剤の過剰投与は、思わぬ副作用も伴うことがあるので注意が必要です。発作が始まると子どもも親も不安になりますが、不安感は発作をさらに悪化させますから、両親がゆったり構えることも大切です。また、日頃の過剰ストレスも発作の原因となりますので、これもまた注意が必要です。

　小児は免疫が未発達なのと、痙攣しやすいという特徴がこの疾患を発症させ、気管支の痙攣が生じ喘息発作を起こすのです。副交感神経作用による気管支平滑筋の痙攣収縮（ヒィーヒィー、ヒューヒュー）と、アレルギー性炎症による気管支粘膜の浮腫や粘い痰の分泌によって起こる呼吸困難（ゼイゼイ、ゴロゴロ）が特徴です。

　免疫学的には、Ⅰ型アレルギーであり、長い経過によって、Ⅳ型アレルギーのタイプにもなり、免疫グロブリンE（IgE）抗体や好酸球が増えます。IgE抗体が肥満細胞に結合し、抗原抗体反応を起こすことによりヒスタミンやロイコトリエンなどのサイトカイン（化学伝達物質）が放出され、これらの物質によって、気管支平滑筋が収縮しますし、血管の透過性亢進によって水分が漏出して気管支の内腔を狭くします。そして、喘息発作になるわけです。発作と寛解を繰り返し長期にわたると、炎症や薬物の副作用で気管支粘膜が増殖肥厚し、より気管支内腔を狭め、治療困難となり治りにくい状態になります。

　東洋医学では、喘息は肺、脾、腎の機能が弱体化することで起こ

るとされ、特に先天性の気の不足が脾の虚弱を起こし、痰濁内生（体内に痰濁を生じること）が主な本症です。また、気候が突然変化したり、異物を体外から吸収したり、飲食不摂生の影響が痰を誘導し、気道を閉塞させて肺気不利、肺気上逆で喘息の発作を起こすのです。

また、喘息を中医学では「哮証」「喘証」に分けますが、習慣的に両者を合わせて「哮喘」とも呼びます。更に、哮喘はその原因によって虚喘と実喘に分けることができます。

体が弱って出る哮喘を虚喘、体の邪気が引き起こすものを実喘と呼びます。

虚喘は、喘息の音が弱く、実喘は、比較的激しいという特徴があります。

外感性の風邪の侵入によって起こる喘息は、咳嗽がきつく、寒冷刺激にて悪化し、痰があっても白色、あるいは透明で、口渇はあまりありません。悪寒、無汗、四肢不温の症状があります。

治療の目標は、辛温散寒、すなわち体表にある寒邪を追い出し温めることと、宣肺平喘、すなわち、肺の宣発作用を助け、呼吸困難や喘息を改善することです。

また、風熱の邪による喘息（熱喘）は、喘息、咳嗽に加え、呼吸が荒くなり（気急）、痰が黄色く粘っこく熱で蒸されるため、熱が強ければ強いほど痰は黄色くなり、粘着質になります。胸部に不快感があってもだえる（胸悶）、胸痛、痰熱が胸を塞ぐため、口渇、冷たいものを欲したり、発熱、尿色が濃くなり、便秘します。

この場合の治療目標は、清熱化痰といって、熱を抑えて痰を減少させる治療と、宣肺平喘、すなわち、肺の機能を高め、呼吸困難、

喘息を改善することです。

　使用経穴は、肺経、脾経、腎経（いずれも65頁）を主穴とし、内八掛（68頁）、天突（58頁）、膻中（58頁）、肺兪（61頁）を補助穴として用います。

　操作の方法は、肺と脾を補う益肺益脾の目的で、求心性に推法する補肺経と補脾経、それに、内八掛に運法をする運内八掛をそれぞれ100 〜 200回行います。

　また、痰を出し肺の機能を高める宣肺化痰の目的で遠心性に推法する清肺経（81頁）を100 〜 200回、肺兪に揉法する揉肺兪（61頁）を50 〜 100回行います。

　さらに、気の流れをよくし咳を止める理気治喘の目的で、天突に揉法する揉天突（58頁）を20 〜 30回、同じく揉膻中（58頁）を50 〜 100回それぞれ行ってください。

　次に、熱性喘息の場合には、痰を治め肺の機能を整える清肺化痰と肺気の流れをよくし咳と痰を治める止咳定喘を目的に求心性に手首から肘まで推法する清天河水（69頁）、推掌小横紋（67頁）をそれぞれ100 〜 200回行います。また、慢性で体質虚弱の場合には、調和気血と補正気、すなわち、気と血の調和を図り生命力を高める目的で天門に揉法する揉天門（53頁）を100 〜 200回、同じく揉丹田（60頁）を50 〜 100回、そして、脊柱上を捏法する捏脊柱（62頁）を3 〜 5 回それぞれ行います。

10. 小児の下痢

　子どもの下痢は嘔吐と並んでよくみられる症状の一つです。ウイルスや細菌などに感染したときに、病原体を体内から出そうとして起こります。その際に腸が収縮して、強い痛みを起こすことがあります。また、冷たいものや消化の悪いものの摂り過ぎ、ミルクの飲み過ぎ、ストレスや、身体の疲労などが原因になる場合もあります。しかし、通常より便の量が多い、発熱がある、便が白濁している、血便が混じる、異臭が強い等の症状が伴うときは重い病気が隠されている場合がありますので、注意が必要です。下痢はある意味身体の防衛本能の一環として起こるので、むやみに下痢止めを使用すると、症状を悪化させてしまう場合もあります。

　最近では、ノロウイルスやロタウイルス等の食中毒によるウイルス性感染胃腸炎が多く発症し、発熱、鼻水、咳などの風邪の症状を伴うことがあります。水のような下痢（レモン色や白色）を伴います。また、カンピロバクタ菌やサルモネラ菌、病原性大腸菌等による細菌性の食中毒も強い下痢を起こしますので注意が必要です。1日〜2週間程度の潜伏期を経て発熱、激しい腹痛、嘔吐、下痢などがみられます。血便がでることもあります。そうした症状の場合には、まずお医者さんによる西洋医学的処置が必要でしょう。

　小児保健あん摩が適応する下痢は、こうした感染性の下痢ではなく、もっと日常的に単発的に発生する下痢です。哺乳を要する乳児期は便が軟らかくよく下痢を起こします。離乳期に入った子どもはよく嘔吐や下痢をします。まだ消化器の機能が未熟なため、ちょっとした原因で不消化による下痢が起こります。発熱もなく、食欲も

あって元気で活発に動いているときはそれほど心配はありません。注意しなければならないのは脱水です。唇が渇いていたり、おしっこの回数や量が減っているときには脱水症状が現れているかもしれません。ぬるま湯を少しずつ飲ませてあげてください。消化の良い食事や、リンゴ汁等甘くて飲みやすいものを与えるのも良いでしょう。

東洋医学では、下痢を「泄瀉」と呼びます。またその原因は、外感外邪、内傷飲食、脾胃虚弱、脾腎陽虚などで、いずれにしろ、病変の中心は脾と胃にあります。

脾胃が損害を受けると、飲食物が胃に入っても運化（消化）できず糟粕（食物のカス）と共に大腸に入ってきて起こります。

内傷飲食の場合には、張満、腹痛（瀉後軽くなる）、食欲不振、嘔吐などの諸症状がみられます。

治療は、消食導滞と健脾和胃、すなわち、弱っている消化機能を高め、脾胃の調和を図り、停滞する消化物を取り除くことですが、風寒による泄瀉（下痢）がある場合には、便が薄く泡沫を含み悪寒や発熱を伴います。その場合の治療は、疏風散寒で、寒邪を追い出して寒さを避ける治療になります。

これには、まず補法の補脾経（65頁）を100〜200回、足の三里（73頁）に拇指による按揉法を10〜50回行います。そして、陽気を増やして体を温めて寒気を治すため、前腕橈側（外側）の三間穴（72頁）に拇指と示指で挟むように揉三間を行い、拇指の揉法を外労宮（71頁）に行います。それぞれ100〜200回行ってください。

さらに、脾と胃の経絡の疎通を図り下痢を止める温中止瀉を目的に、患児の示指橈側面を求心性に推法する補大腸（72頁）を100〜

200回行います。

　また、湿熱泄瀉の場合は、便の色が濃い黄色で、臭気が強く発熱もあります。この場合、喜冷拒按といって、冷やすことを好んで按ずることを嫌います。

　この場合の治療目的は、清熱除湿です。つまり、熱を下げ、体内水分を排除して正常化することです。従って治療は脾経（65頁）と胃経（67頁）に遠心性の推法をそれぞれ100 ～ 200回行ってください。

　そして、利尿を促進させ体内の余分な水分を排出するためには、利尿除湿の作用がある揉亀尾（63頁）を尾骨先端の亀尾に100 ～ 200回行うのも有効です。

11. 小児の便秘

　便秘で悩むのは大人だけではありません。小児に於いても便秘で本人や親御さんが悩むことはけっして珍しくはありません。週に3回未満や、4、5日以上まとまって便が出ないような場合は便秘症といえます。意外にも親御さんが気がつかない場合もあり、みのがされているのが問題です。お腹が張って腹痛の原因にもなりますし、放置しておくと排便を起こす腸管の収縮もしだいに起こりにくくなり、さらに便が溜まって悪化することも少なくありませんので、常に便の状態には注意してあげることが大切です。小児の便秘は離乳期の始まりや終了の時期、トイレの練習を開始する時期が多いといわれます。結腸から直腸にかけて固まって停滞する便を軟ら

かくし排泄するために、浣腸をしたりしますが、これをあまり繰り返すと自分で排便する力が衰えてきます。治療薬として、緩下剤の酸化マグネシウムと整腸剤を併用して使われることが多いようですが、漢方薬では「小建中湯」がよく使われます。特に虚弱で食が細く元気のない子どもに有効です。筋緊張を和らげると同時に精神的な緊張も緩め、腸内環境を整えて体質改善にもつながります。

東洋医学では、便秘のことを「秘結」と呼び、実証と虚証の2種類に分けます。実証は、顔が赤味を帯び、めまいがして、眠りが浅く、小便は赤く渋り、舌苔は黄色みになります。食欲もなく、口が乾きます。お腹も膨満し、大便は乾いて硬く出にくくなります。

これに対して虚証の便秘は、小児期にはあまりみられませんが、腹脹、めまい、食欲不振等が症状としてみられ、腹の痛みはあまりありません。お腹に力がなく、腹をもまれると気持ちよくなることが特徴です。

治療は、実証性の場合と虚証性の便秘の場合とに分けます。

まず実証性の便秘の場合、熱を下げ便通を改善する清熱通便を目的に、次の経穴に瀉法である遠心性の推法、すなわち、清推法（85頁）、または、旋推法（85頁）を行ってください。

主な経穴は、大腸（72頁）、六腑（69頁）、内八卦（68頁）、七結骨（62頁）、天枢（60頁）、亀尾（63頁）等です。それぞれ100〜200回行ってください。

次に、虚証性の便秘の場合は、後天の元気の元である肺と胃の機能を高める健肺和胃と、気の流れをよくして消化吸収を高める理気消食を目的とする、補法の求心性の推法である直推法（85頁）、あるいは、合推法（86頁）を行ってください。

　主な経穴は、脾経（65頁）、足三里（73頁）、三間（72頁）、大腸です。回数は必要に応じて100〜200回行ってください。さらに、脊柱上に行う捏脊法（109頁）、あるいは、腹部への摩腹部（118頁）を数回行ってあげてください。

12．小児の偏食

　一般に子どもの摂食障害、特に拒食症は10歳から15歳ぐらいの思春期前後に現れやすいといわれます。ちょっとしたダイエットがきっかけで発展してしまうことや、心理的な要因が関係し起こることが多いようです。ここではそれらより更に幼い乳幼児期の摂食障害について取り上げます。というよりも小児の偏食症と言ってもいいかもしれませんが。

　小児の嫌食症とは、小児が長期間に渡って食欲不振を現し、それが重症化して拒食症にまで発展してしまう状態をいいます。これが2ヵ月以上続き、摂食量が発病前の3分の1以上も減少してしまい、他にこれといった明確な原因がないにもかかわらず起こってしまう状態がこの病気の特徴です。特にひとりっ子の家庭で、環境的には恵まれているが、高栄養食ばかり与え、間食も多く摂っているような幼児に多くみられるようです。本来の1日3食の生活習慣がきちんと取れずに、身勝手な食事や偏食が高じて食生活のリズムが乱れ、このような症状が起こってしまうのです。

　体内の微量元素の不足、例えばマグネシウムの不足等も原因の一つともいわれます。

東洋医学では、この病気は飲食不結、養育方法の不適当、脾胃の損傷による運化機能の障害等により起こるとされています。

治療は、これも脾胃の機能を高め消化機能を盛んにして脾胃の不調和を整える健脾和胃を中心にして次の3つの方法で行います。

（1）脾胃の機能低下の場合

食欲が低下したり、食べても味が分からない、食事をしても悪心嘔吐、腹部張満等の症状がみられる場合です。この場合は、健脾和胃を目的に、補脾経（65頁）、及び、運内八卦（68頁）をそれぞれ100〜200回行い、体を温めて消化機能を助ける目的で、揉外労宮（71頁）を100〜200回と、示指から小指までの中節末節関節横紋上の線状穴である四横紋（66頁）への爪による圧迫刺激を3〜5回行います。

（2）胃陰不足の場合

口渇、多飲、皮膚乾燥し、食べたくなく、大便が水分なく硬い等の症状があります。この場合の治療は不足している陰液を養う目的で、補脾経（65頁）と、補胃経（67頁）を100〜200回、また、腎の陰気を補う目的で、清肝経（65頁）と、補腎経（65頁）もそれぞれ100〜200回行います。

その他、気と血の両方を補う按揉足三里（73頁）を50〜100回、捏脊法（110頁）を3〜5回行って消化吸収を円滑にする方法もあります。

（３）脾胃気虚の場合

　嫌食拒食を始め、精神活動の減退、顔色がなえて痩せる、汗が出やすく大便の形がない等の症状が現れます。

　この場合は、気を補い脾の機能を高める目的で健脾益気の操作として、補脾経（65頁）と、補大腸（72頁）をそれぞれ100 〜 200回行います。また、体を温め陽気を補い消化機能を高める目的で、補腎経（71頁）を100 〜 200回、捏脊法（109頁）を３〜５回行ってください。

　なお、注意事項として、（１）はなるべく母乳を与えるように、（２）は規則的に３食を摂らせるように、また（３）は精神刺激をできるだけ与えないようにしてあげてください。

結びに

　子どもはよく天からの授かりものといわれます。子どもは両親の愛の結晶でもあります。また、昔から健全な肉体に健全な精神が宿るといわれますが、また逆に、健全な精神に健全な肉体が宿るともいわれます。つまり、心と身体とは一体なものであり、どちらが欠けても子どもの健全な成長や発達はありえません。

　子どもが成長していく過程で、親の果たす役割が非常に重要であることはいうまでもありません。生まれたばかりの赤ちゃんに母親がまず最初に行う行為は、子どもを両手でそっと胸に抱いて、愛情に満ちた言葉で語り掛けることです。それが親と子どもの最初の信頼の契約であり、そこから親子の関係が始まるのです。親と子は無意識の中で本能的に引かれあい、結ばれていくのです。

　子育ては、最高の愛情を子どもに捧げる儀式です。小児保健あん摩はその手助けをします。母親の手から子どもの敏感で柔らかい肌を通して子どもの心に直接語りかけるすばらしい行為です。

　最近、欧米から導入されてきたベビーマッサージがトレンドな育児セラピーとして世の中で脚光を浴びています。ベビーマッサージとか、キッズマッサージとか、また、チャイルドマッサージとか言われ、日本でも母親を対象とした教室や関連の研究会が行われたり、あるいは、実際に実践している治療院も多くみられるようにな

りました。いずれも現代医学の理論を根拠にしたマッサージの手技であり、新しいマッサージの活用分野として、個人的にも非常に喜ばしいことだと思っています。

　一方、本書でここに紹介させていただいたものは、主に東洋医学の立場から、古代中国、そして、日本古来から伝えられてきたあん摩両方による伝統的な小児保健あん摩ですが、小児の健康維持と、小児の健全な成長と発達をめざすという点では、西洋も東洋も目的は全く同じだと思います。

　東洋医学では、身体中を巡る経絡の気の過不足や不調和が病気の原因であると考え、その流れを正常な状態に戻すことが治療であると考えます。小児保健あん摩は、それをお手伝いする方法です。ただ小児の場合、まだ経絡や経穴の発達が充分ではありませんので、成人のようにはうまく作用しないのが現実だと思います。

　そこで、経絡や経穴をあまり重視しなくても、推拿（あん摩）の手法で小児の手や背中、お腹等をお母さんの手で優しく柔らかく撫でさするようにマッサージしてあげるだけでもいいと思います。何度も申しますが、小児の皮膚は極めて薄く敏感です。こんな弱い刺激と思うような軽い刺激であっても、小児にとっては意外なほどに有効な刺激となり、かなりの効果を上げることがあります。

　一般の人の感覚では、経穴（いわゆるツボ）には点状のイメージがあると思われますが、実際は線状、あるいは、面状のツボもあるのです。小児の場合、大人の場合と異なり、点状ではなく、むしろ線状や面状のツボを意識して治療する方がいいと思います。その場合、小児の手には臓腑と関連する経絡が集中されており、そうした部位のツボに対してマッサージを行うことが、より良い効果につな

がるでしょう。

　したがって、ここで紹介した経穴（ツボ）は、日本では使われないような専門的なところもありますので、ご家庭では、小児の親指や人差し指、中指、薬指、そして小指の爪の生え際から指の付け根までを、往復するように何度も繰り返しさすってあげるような操作を行ってあげてください。また、併せて背骨を中心とした両側の背筋には内臓と関連したツボが集中していますから、内臓の反射点として内臓の病とは密接に関連しています。そこで、こうした縦の線に沿ったところを、背骨を挟むように人差し指と中指の指腹で往復するように優しくなでさすってあげるといいでしょう。不眠や疳虫のような精神的な緊張状態を抑える効果があります。

　そして、後はお腹です。お腹は臍を中心にゆっくりと優しい手で、真綿をつつみさするように柔らかく時計回りに４本の指先でなでてあげてください。下痢や便秘等の際には非常に有効です。これらの操作を子どもの機嫌のいいときに行ってあげましょう。特に時間や回数等はあまり意識せずに、子どもの調子に合わせて行ってあげるのがいいと思います。

　私は、長年盲学校の教員として生徒に鍼灸やあん摩マッサージ指圧を教えてまいりました。その間、校外実習として近くの保育園の幼児に対して小児鍼の治療を行ってまいりました。生徒に指導しながら、私自身も生徒と一緒に子どもと向かい合って小児鍼を実践してまいりましたが、後半は鍼を手に置き換え、主に小児マッサージの方法で行いました。鍼を見ると泣いた子どもも、手だけのソフトな操作では泣きませんでした。鍼は初めはどうしても子どもに恐怖感を与えてしまいます。こんなとき、フィンガーアキュパンク

チャーではありませんが、優しく声かけをしながら鍼を持たない手で、そっとソフトに子どもの手をとってマッサージをやってあげると、子どももニコニコして喜んでくれます。この小児保健あん摩に対する明確なエビデンスは今のところはっきりとは実証されていませんが、一定の効果はあったと思います。子どもだけではなく、初めて治療を受ける怖がりで敏感で神経質な大人の患者さんに対しても、治療のきっかけを作る意味で非常に有効な方法だと思っています。

　最後になりましたが、今回の本の作成に当たっては、多くの方にお世話になりました。特に、私の優秀な教え子の一人であり、中国からの留学生として3年間担当させていただいた葉華氏には、中国の専門書の翻訳等、お力添えをいただき、大変お世話になりました。この場を通じて改めて感謝を申し上げたいと思います。また、イラストの作成や原稿の校正等にご協力をいただいた出版社の皆様を始めとする関係者の皆様にも心から謝意を表したいと思います。

　はじめの項でも書かせていただきましたが、この本は鍼灸やマッサージに従事する専門の先生方だけではなく、小児をもつお母さんやお父さんにも読んでいただき子育ての参考にしていただければと思い、書かせていただきました。本格的には、専門のマッサージ師の下で行っていただきたいとは思いますが、ときにはご家庭でもぜひ実践してみてください。きっと良い効果が期待できると思います。最後までお読みいただき誠にありがとうございました。

2022年5月　能澤 義和

【参考文献】

『推拿療法（中国あん摩療法）』趙正山 編著／間中喜雄 訳／医道の日本社

『図解小児保健按摩療法』福建科学技術出版社

『実践小児はり法（子どもの健やかな成長へのアプローチ）』尾崎朋文・山口創・米山栄 編集／医歯薬出版（2012年6月）

『0ヶ月からのベビーマッサージ＆つぼ療法——東洋医学で自然治癒力を高める』辻内敬子・小井土善彦 著／技術評論社

『小児科学』富田豊 著／医学書院

『わかりやすい小児鍼の実際』谷岡賢徳 著／源草社

『子供のためのトリガーポイントマッサージ＆タッチ 病気の仕組みとツボの位置がわかる』ドナ・フィナンド 著／伊藤和憲 訳／緑書房

『ベビー・マッサージ』ピーター・ウォーカー 著／産調出版

『実用中国手技療法基本編（よくわかる推拿健身法）』張軍 著／ガイアブックス

『Science of Kampo Medicine 漢方医学』Vol.37 No.3（2013年）富永真琴 論文

『中医臨床』2006年12月号 王道全教授・平出由子 他／東洋学術出版社

『驚きの皮膚』傳田光洋 著／講談社

『第三の脳（皮膚から考える命、こころ、世界）』傳田光洋 著／朝日出版社

『皮膚はいつもあなたを守ってる』山口創 著／草思社

【著者プロフィール】

能澤 義和（のざわ・よしかず）

1953年（昭和28年）7月8日神奈川県川崎市生まれ。

1977年（昭和52年）東京教育大学教育学部理療科教員養成施設卒業。理療科教員として和歌山県立和歌山盲学校勤務。定年退職後、NPO法人虹心の会（障害者就労移行支援事業所）勤務。一般社団法人全和歌山県鍼灸マッサージ師会会長歴任。

資格：鍼灸あん摩マッサージ指圧師

著書：『マルファン症候群と共に生きる』（パレードブックス）

小児保健あん摩のすすめ
― 中国式小児あん摩健康法 ―

2022年 8 月30日　第 1 刷発行

著　者　能澤 義和
発行者　安井 喜久江
発行所　㈱たにぐち書店
　　　　〒171-0014　東京都豊島区池袋2-68-10
　　　　TEL. 03-3980-5536　FAX. 03-3590-3630
　　　　たにぐち書店.com

落丁・乱丁本はお取替えいたします。